健康長寿は「腸から下」が決め手

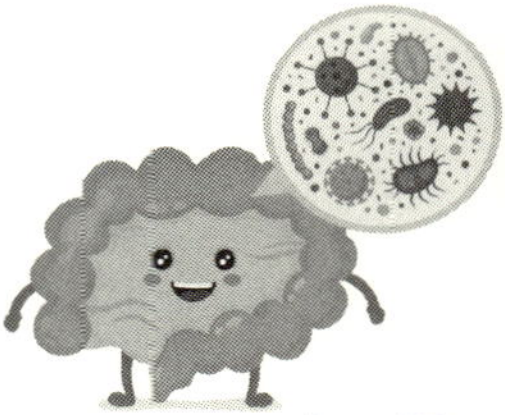

東京医科歯科大学名誉教授
医学博士
藤田紘一郎

ロング新書

はじめに

日本は世界でもトップレベルの医療技術を持ち、長寿であることが自慢の国ですが、息を引き取る直前まで活き活きと自律して生活しているかというと、実際は多くの人が寝たきりになったり、生活が不便になる期間を長く過ごしていて、介護の問題が深刻化しています。手放しで長寿を喜べない現実が浮き彫りになってきているのです。

ここに面白いデータがあります。米国のカリフォルニア大学とドイツのマックスプランク研究所の人口学者たちが「２００７年生まれの人の寿命」を国別に比較したものです。それによると２００７年にアメリカやカナダ、フランスで生まれた子どもの50％は少なくとも１０４歳まで、世界でダントツの平均寿命の伸びがある日本では、なんと１０７歳まで生きるということなのです。

日本は今、人口減少も急速に進んでいます。長寿化と人口減少は、日本の社会に間違いなく一大革命をもたらします。人々の働き方や教育のあり方、女性の地位、余暇の過ごし方なども当然変化してきます。

人生が短かった頃、余暇はもっぱらリラックスの時間に費やされてきました。しかし今、人生が100年時代に入ってくることで、私たちは何歳になっても元気で働けるような健康な体を維持することが必要となってきました。

歳をとっても肉体的・精神的に強じんな体をつくり、自分自身の生き方を変化させる時間に割り当てなければならないのです。つまり、今までお手本にしてきたような過去のロールモデルを模倣するだけでは、これからの時代の生き方にそぐわないのです。

若いころから地べたを這うような、クサイ、キタナイ、キツイの3K研究がなぜか大好きでした。若いころは多くの人に「くだらない」「ばからしい」「何の役に立つのか」と言われ続けましたが、めげずに40年以上にわたり発展途上国を中心に旅を続け、その数は70カ国を超えました。

その間、自分のお腹で寄生虫を何代にもわたって飼ったり、世界の医療事情や生活環境を調査したりするうちに、日本の衛生環境の変化が、私たちの健康を害していることに気づき始めました。

特に、アレルギー疾患の急激な増加は、清潔志向が行きすぎた結果だとして警鐘を鳴らし続けましたが、長きにわたって私の「衛生環境仮説」は無視され続けたのです。しかし、やっと最近、この「衛生環境仮説」が欧米の学会などで支持され始め、また講演では旅の経験談を大いに笑ってもらえるようになりました。ばからしいと言われ続けた研究が、少しずつ結晶化しているのを感じます。くだらないことでも、続けてやっていれば必ず何かが見えてくるものです。

地球が誕生してから脈々と生命は進化を遂げてきたわけですが、高度な脳を持ってしまった私たち人間は、病気、寿命などをはじめ、健康問題について悩み苦しむことになりました。

私が長く行ってきた研究は、主に免疫と腸内細菌についてです。

その際にいつも心に刻んでいたことがあります。それは「大事なことの多くは、目に見えない奥底にある」ということです。

目立つものに注目が集まるのは当たり前のことです。しかし、私たちが本当にのぞんでいる健康で豊かな生活は、流行の健康法をつぎからつぎへと試すより、土台となるものをじっくり育てることが大切だと思うのです。そこで私は、土台から健康を見据える「ボトムアップ」について考えるようになりました。

「トップダウン」で行う指令は、たとえば脳が身体に指令を出すイメージです。脳の指令は素早く、確かに確実性はあります。しかし、甘いお菓子やお酒などへの欲求や依存を考えると、脳が欲している指令が本当に正しいかどうかは怪しい限りです。

さらに現代の私たちの生活は、脳の欲求に任せきりの「トップダウン型」に偏っていると言っても過言ではありません。

対して「ボトムアップ」というのは、腸を始めとした体の各所や周りの環境から徐々に健康にアプローチする方法を試していくというものです。

時間がかかるし根気のいることではありますが、107歳まで生きるとされる、世界でも長い寿命を誇る私たちの長い人生を考えると、この「ボトムアップ」のアプローチをすすんで取り入れることが必要でしょう。

そこで、本書では、「ボトムアップ」に注目し、腸をメインに「土台」「底」をテーマにした健康知識を集めてみました。少々下品な話もありますが、人間をまっすぐ見つめた根底にあるのは発生や生殖です。どうか笑い飛ばしつつ読み進めて下さい。

トップダウンとボトムアップについては、どちらかが絶対に優れているという答えはありません。両者をバランスよく組み合わせることが大切です。

本書に記したボトムアップの健康術が、少しでもみなさんの元気の土台となれば嬉しく思います。

藤田紘一郎

第1章　「腸」が秘めている「底力」

第2章 すべての始まりは腸だった

第5章 「長生き」と「健康的な生活」の間のバランス

第6章 「健康寿命」を延ばす強固な「土台」

第1章

「腸」が秘めている「底力」

三浦雄一郎さんに「長寿遺伝子」は見つかったか？

私は年に数回、あるイベントにて、80歳という世界最高齢でエベレストに登頂された三浦雄一郎さんとお会いする機会があります。

三浦さんとは、エベレスト登頂前と登頂後、それぞれ3回ずつお会いしたのですが、いつもお元気で、気持ちも青年のようにいきいきとしていて若々しいのです。股関節や骨盤が砕けるような骨折を何回も経験し、心臓の手術も何回も受けているのに、なぜこのようにお元気で、世界でだれも達成していなかった80歳でのエベレスト登頂に成功したのでしょうか。

私は「もう疲れは取れていますか？」と三浦さんに質問してみました。

三浦さんは「いや、この歳になるといつも疲れていますよ。エベレストとかヒマラヤは、決して健康的なところじゃないですよ。自分から病気になりに行くようなものです。だから帰ったら、どう回復させるかが大切です。今でも疲れが身体の芯から抜けませんね」と語っていました。

実際、三浦さんとお話ししていると、少し元気な80歳代のおじいさんという感じで、とても世界最高齢でエベレストに登頂した「超人」とは思えなかったのです。

三浦さんの父上である三浦敬三さんは、51歳で青森の営林局を退職してから海外での山スキーに夢中になり、70代でヒマラヤやキリマンジャロからのスキー滑降に成功し、99歳でモンブランを滑りました。90歳から97歳までに3回も骨折したのに、スキー滑降を続けたのです。

ふつうなら90歳を過ぎて骨折したら、骨はつかないし、スキーなど到底できなくなるはずなのに、敬三さんはケガが治癒すればまたスキーができると信じ、モンブランを滑りたいという一念でケガを治してしまったということです。

よく三浦家には「長寿の遺伝子」があるのではないか、と言われるそうです。そこで三浦さんは、次男の豪太さんと一緒に順天堂大学で検査を受けてみたところ、長寿の遺伝子はもちろん、冒険家の遺伝子も、スーパーアスリートの遺伝子もなく、まったく平均的な日本人のレベルだったそうです。

それどころか三浦さんは、幼少期は病弱で、幼稚園は中退、小学4年生のときには結核性の肋膜炎を患い、長期入院のために半年以上も小学校に通えなかったというのです。さらに成人後はメタボリック体質になり、身長165センチで体重が85キロを超え、糖尿病や高血圧、高脂血症になってしまいました。

そうした身体で、なぜエベレストに登頂することができたのでしょう？

謎を解くカギは、腸にあると私はニラんでいます。

遺伝子だって腸の言いなり

私の著書に『遺伝子も腸の言いなり』があります。自分の才能や寿命、病気などが自分自身の遺伝子ですべて決められているのではなく、「環境」が重要であることを伝えたいがために書いた本です。

たとえばガンになるのは、ガンになりやすい家系の遺伝子を持っているかどうかで決定してしまうわけではありません。遺伝子が原因でガン細胞ができる割合はたったの5

%で、あとの95%は自分をとりまく「環境」の影響なのです。

「環境」とは、毎日の食生活や生活習慣、物事についての自らの思考法や周囲の人間関係、さらには腸内環境までも含みます。

この「環境」こそが、自分自身の遺伝子を変化させ、ガンになるかどうかを左右しているのです。なかでも「腸内環境」の重要性に私は注目しています。

三浦さんは特別に長寿となる遺伝子や冒険家の遺伝子も持っているわけではなかったのに、80歳になっても元気にエベレストに登頂できたのは、「腸内環境」がたいへんに良好だったことが理由ではないかと私は推測したのです。

この推測が正しいかどうか、私が直接、三浦さんに聞いてみたところ、三浦さん自身はもちろん、次男の豪太さんも父上の敬三さんも、共通して腸がたいへん丈夫だったことがわかったのです。

三浦さん親子の腸がすばらしく丈夫だという証拠は、まずあの過酷な生活環境の中でも毎日排便ができていたということです。過酷な状況のもとでは交感神経が優位となり、そうするとふつうの人では腸の蠕動《ぜんどう》運動が止まって排便できなくなります。

三浦さんにうかがったところ、毎日出す大便も非常に大きかったということでした。大便が大きいということは、腸内細菌の量が多いということであり、腸内細菌が多いと腸粘膜が守られて丈夫になっているという証拠です。「丈夫な腸」が三浦さんの遺伝子を変え、三浦さんを「超人」に仕立てたのだと思われます。

マイナス何十度にもなるとても寒いところで、お尻を出すことはたしかに大変だったそうです。ともすれば、あたたかいテント室内の中で用を足したくなります。しかしそこで実際に排便してしまうと、気圧が低いせいかひどい臭気がテント内に充満するそうです。仕方なく、テントの外に裸のお尻だけ出してするのですが、大便はたちまち凍ってしまいます。下手にお尻に水分が残ってしまうと、肛門まで凍ってしまうというのですから、いかに厳しい環境なのかがうかがいしれます。「そんな環境下では、三浦さんも豪太さんも、〝冷ケツ動物〟になってしまいますね」と私が言うと、お二人は本当に凍ったように固まっておりました。

腸と身体が嫌がる、炭水化物の摂取をやめなさい

三浦雄一郎さんの例からは「腸を元気にする」ことで健康な身体につながることが考察されましたが、では、私たちの場合は具体的にどうすれば「腸が元気」になるのでしょうか。

腸を元気にするには、まず腸の中の住民である腸内細菌を元気にすることです。腸内細菌の餌である食物繊維や発酵食品を多く摂り、添加物が多く混入している食品をなるべく避けることです。

そして次に、胃や腸の粘膜細胞が嫌がる炭水化物を過剰に摂らないことです。

腸粘膜の細胞は、炭水化物をエネルギーとして使っていません。腸内細菌はオリゴ糖などの一部の炭水化物を好み、上部腸粘膜細胞はグルタミン酸、下部腸粘膜細胞は短鎖脂肪酸を主なエネルギー源としています。このことについては、私が詳しく記した『50歳からは炭水化物をやめなさい』という本があります。

なぜ50歳になったら炭水化物の摂取をやめるべきなのか？　その答えも腸が握っています。

私たちの細胞は「解糖エンジン」と「ミトコンドリアエンジン」の2種類のハイブリッドエンジンを持っています。

「解糖エンジン」は「低酸素」「低温」「高糖質」でよく働く、糖質を利用して瞬発的にエネルギー生成ができるエンジンです。また「ミトコンドリアエンジン」は、「高酸素」「高温」「低糖質」でよく働く、持続力に長けた、効率よいエネルギー生成ができるエンジンです。

一般的には男性も女性も、だいたい50歳前後で体質ががらりと変わります。更年期に入ると、ホルモン分泌や新陳代謝などが、若いときとは変わってくるのです。そこで、私たちが細胞内で使うエンジンは「解糖エンジン」から「ミトコンドリアエンジン」に主体を移す必要があるのです。

つまり、更年期とされる50歳前後を境にして、私たちの細胞エネルギー産生もそれまでの「子孫を残すのが主な役割のエネルギー産生」から「長寿で健康を保つためのエネルギー産生」の方法へと変化させる必要があるのです。
50歳を過ぎて炭水化物を摂りすぎていると、「解糖エンジン」ばかりが活性化されすぎて「ミトコンドリアエンジン」の活動量が減り、結果的に代謝が悪くなって肥満や糖尿病の原因にもなります。

ちなみに、更年期という言葉は英語でclimacteric disordersと表現します。語源となったギリシャ語のklimakterは「はしご」という意味で、壮年期と更年期を渡すものという理屈から、人生の更新期といえます。まさに「子孫を残す」身体から、「長寿で健康を保つ」身体への〝更新期〟なのです。

また私たちの身体は、摂取した炭水化物を効率よくエネルギーに変換していく機能を、まだ十分に持ち合わせていないことも知るべきです。それは血糖値を上昇させるホルモンが多種類あることに比べ、血糖値を下げるホルモンはインスリンの一種類のみしかないことからも明らかです。

人類が進化してきた歴史の中では、飢餓を乗り越えなければならない時代のほうが長く、現在のような飽食の世の中となったのは、ごく最近のことです。したがって50歳以上の人に限らず、炭水化物の摂りすぎには十分注意しなければなりません。

つまり、炭水化物を減らして、食物繊維や発酵食品を多めに摂取すれば、腸が元気になるということなのです。

人類は大昔、肉食だったので進化した

人類の祖先がチンパンジーとの共通祖先から分かれた時期は、約500〜700万年前とされています。現在発見されている最古の人類化石は、2001年、中央アフリカのチャドで発見された「サヘラントロプス」で、それに続くのが「アウストラロピテクス」です。

この「アウストラロピテクス」は、およそ420万年から200万年前まで生存していて、大きな歯、強力なあご、そして長い腸管を持っていたとされています。アフリカの森に住み、果実、木の実、ナッツ類を主食として、大半のエネルギー源は植物性のものでした。

約230万年前、アウストラロピテクス属から進化した「ホモ・ハビリス」が出現しました。彼らは石器を開発し、肉食獣が食べ残していった動物の死骸を解体することに利用しました。この時期から人類の祖先は肉食に傾きました。消化に多くの時間とエネルギーがかかる植物を食すのを減らし、肉食を増やしたことで、胃腸の働きを軽減させたのです。その一方で、大量の植物を消化する機能は衰えていきました。

後に詳しく述べますが、草食動物と肉食動物の腸の長さには大きな違いがあり、草食動物のほうが長い腸を持っています。ほぼ草食動物であるブタが、腸管と体長との比25：1であるのに対し、ネコは4：1です。人の場合も肉食に移ると腸が短くなり、脳が大きくなりました。これが「腸-脳トレードオフ」と呼ばれる学説です。

イギリスの人類学者、L・アイエロとP・フィーラーらの研究によれば、胃腸の縮小化と脳の増大はトレードオフ（差引関係）にあるといいます。

新生児の脳の重量はわずか340グラムで、そのうち脂質が9グラム程度ですが、3歳になるころには、脳の重量は1100グラム、脂質が130グラムと一気に大きくなります。

京都大学の霊長類学者である山極寿一教授は、「現代人の赤ん坊の体脂肪率は25〜30%、ゴリラは5%である。脂肪は急速な脳の成長を支える燃料タンクであり、現代人の5歳以下の子どもは、摂取エネルギーの45〜80%を脳の成長に回している。ゴリラの子どもは人間ほど大量のエネルギーを脳にとられないので、大半を身体の成長へ回すことができる。その違いが、人間とゴリラの出生時と離乳時の体重の違いとなって現れる」と述べています。

このように腸だけでなく、筋肉の成長に使うエネルギーも脳のほうに回したため、現代の私たちは、祖先よりも筋肉量が小さくなっているのです。

ヒトは狩猟採集をして肉食をするようになり、脳をより大きく成長させ、二足歩行、体毛の消失、言語の獲得、脂肪の蓄積などの特徴を持つことができました。また、肉を食べることで、それに付随する病原体に対する免疫機構が進化したという利益もあったようです。

狩猟採集時代と聞くと、現代のように文明の利器もなく、非常に厳しい時代のように思われがちですが、じつはこの時代は人類史上、食糧や気候にも恵まれた、もっとも豊かな時代であったとされています。

この時期、人類は肉体的にも精神的にも、今よりはるかに満たされた時代を過ごしていたと考えられます。肉食により大きく進化した脳を持つ人間は、言語を用いたコミュニケーションを利用するにつれ、思考して行動するようになり、効率や快適を求めるようになりました。

人類が狩猟採集生活から定住生活へと移行し、農耕を開始したのはおよそ1万年前のことです。つまり食生活が肉食から穀物主体に変わってから、まだ1万年足らずなのです。しかしこのことで、狩猟採集時代と比べて、農耕定住が確立した紀元前3000年には、平均寿命が40歳から半分の20歳まで短縮し、身長も20センチ近くも低くなってしまいました。

私たちの身体は多量の炭水化物摂取になじんでいない

狩猟採集社会では格差というものがなく、食べ物を含めてほとんどすべてが平等とされていたといいます。しかし、農耕社会で人々が定住をするようになると、支配するものとされるものとに分かれ、住民の間に貧富の差が出てきました。このことが住民に、身体的にも精神的にも、大きなストレスを与えるようになったのです。

たしかに今日では、平均寿命が80歳くらいまで大幅に延びています。それは食糧がつねに手に入り、致命的な伝染病がなく、医療事情が良くなったことが理由であり、穀物中心の炭水化物を多く摂取してきたことが長寿につながったわけではないと思います。

むしろ、致命的ではありませんが、現代では生活習慣病などの慢性的な病気が激増しています。１９６０年くらいまでは花粉症やアトピー、ぜんそくなどのアレルギー疾患はほとんどありませんでした。

スギ花粉症の日本人の第1号は１９６３年、世界最長の杉並木で有名な日光市に住んでいる患者さんでした。日光の杉並木は植樹から４００年近く経っており、スギ花粉は昔から飛んでいたはずなのに、日本では患者さんがいなかったのです。同様に、うつなどの精神疾患の患者さんも昔は多くはなかったのに、現在では増え続けるばかりです。

最近、糖尿病も激増している疾患のひとつです。これは現代人がいかに炭水化物中心の食事となっているかということです。私たちの身体はいまだに、多量の炭水化物の摂取になじんでいるとはいえないのです。

「日本人は腸が長い」はウソだった

「日本人は腸が長い。欧米人は日本人より腸が短い」……こんな説を耳にしたことのある方は多いと思います。

日本の伝統的な和食は、米や野菜、豆などの健康的な食事を連想させるのに対して、欧米の洋食といえば、肉汁あふれる分厚いステーキやハンバーグなど、脂肪が多くて太りそうなイメージです。

こうしたことから、肉は身体に悪影響ととらえる人たちが、「欧米人と日本人では腸の長さが違う。欧米人は腸が短いので肉を食べてもすぐに消化され排泄されるが、日本人の腸は長いため、長時間腸に肉がとどまって腐敗しやすく健康を害する。だから肉は日本人には合わない」という理論で、肉を悪玉視しているようです。

さて、実際にこの理論は正しいのでしょうか？

東京大学とイギリスのセントマークス病院の共同研究では、開腹手術の際に、東洋人114人と西洋人115人の総結腸の長さを比較したところ、有意差は認められなかったという論文を出しています。

また最近では、亀田京橋クリニック診療部部長の永田浩一先生らの研究グループが、「日本人とアメリカ人の大腸の長さは違うのか？」という論文を、2013年の日本消化器内視鏡学会雑誌に発表しています。研究グループは、50歳以上の日本人とアメリカ人各650人ずつの計1300人の大腸を、大腸3D-CT（仮想内視鏡）という装置で測定しました。

その結果、「日本人とアメリカ人の大腸の長さに、実質的な差は見られず、ほぼ同等である」という結論が導き出されました。日本人の腸は特別でも何でもなく、欧米人と同じであり、「日本人の腸が欧米人より長い」というのは、単なる都市伝説だったのです。

「日本人は農耕民族気質で、欧米人は狩猟採集民族気質」という偏った考え方も、先の理論を後押ししているのかもしれません。実際は日本でも農耕が始まったのは弥生時代以降であり、それまでは狩猟採集をして暮らしていました。

粗食が良いからといって米飯中心の和食ばかりだと、どうしても動物性タンパク質が不足しがちになります。その影響からか、20世紀初めの日本人の平均寿命は40歳足らずでした。しかし、昭和の時代に入ると日本人は進んで洋食を取り入れ、肉も野菜もまんべんなく食べることでタンパク源を確保し、現在のように世界でも指折りの長寿国を実現させたのです。

活力ある生き方のカギはミトコンドリア

私たちの体細胞は「解糖エンジン」と「ミトコンドリアエンジン」という2種類のハイブリッドエンジンで活動していることはすでに述べました。

人間の身体は、約37兆個もの細胞から成り立っていて、そのすべての細胞内にこのミトコンドリアが存在し、生存のためのエネルギーを供給しています。

「解糖エンジン」は精子、骨格筋（白筋）、上皮細胞、骨髄細胞、ガン細胞などの分裂が盛んで、主に次世代を残すために働き、「ミトコンドリアエンジン」は腸、脳、肝、腎臓などの主要な臓器に多く分布し、個体を健全に保つための安定したエネルギーを作り出します。

細胞が作り出すエネルギー源は、ＡＴＰ（アデノシン三リン酸）と呼ばれる物質で、「解糖エンジン」では、グルコース1分子から2分子のＡＴＰが産生されます。「ミトコンドリアエンジン」では、肺から取り入れた酸素を利用してエネルギーを産生する電子伝達系と呼ばれる〝高機能モーター〟を備えているため、グルコース1分子から36分子のＡＴＰを産生することができます。

つまり、「ミトコンドリアエンジン」のほうが効率的なのです。

このミトコンドリアは、私たち人間の体細胞一個当たりに約２０００～５０００個も含まれています。年齢が上がるほどミトコンドリアエンジンを活性化させなければならないのは、効率のよいエネルギー産生を促すことによって若さを保ち、老化を抑え、活力ある生き方をするためのカギとなるからです。

解糖エンジンよりも効率がよく、エネルギー産生に優れているミトコンドリアですが、この素晴らしいエンジンは生物に死や病気をもたらすきっかけともなりました。

活性酸素のプラスとマイナス

ミトコンドリアを持つ細胞は寿命になると、アポトーシスという自殺のプログラムが働き、古い細胞が新しい細胞と入れ替わる新陳代謝が行なわれます。アポトーシスは人間が生きるためにはなくてはならない細胞の死です。

ミトコンドリアはＡＴＰを合成するときに酸素を使います。私たちが呼吸で取り込んだ酸素の90％以上は、ミトコンドリアでエネルギーを作ることに使われますが、そのうちの０・１～２％くらいは細胞の遺伝子を傷つけてしまう活性酸素に変わってしまいます。

ただし、生体の各組織には抗酸化酵素という活性酸素を取り除く酵素が存在していて、活性酸素の害から細胞を守る仕組みになっています。この仕組みがうまく働いていていれば、活性酸素の害をそこまで心配する必要はありません。

この活性酸素は悪いことばかりをしているわけではありません。私たちが細菌に感染したとき、血中の白血球は活性酸素を利用して、その細菌をやっつけます。他にも、アポトーシスの機能をはじめ、生体内で重要な役目を多く持っていて、生命活動に必要なものでもあるのです。

活性酸素が人体に有害となるのは、過剰に発生したときです。2012年、筑波大学の林純一教授の研究チームは、ミトコンドリアDNAを操作し、活性酸素が過剰に出るようにしたマウスを使って実験をしています。

ミトコンドリアDNAを操作したマウスは、ふつうのマウスと比較して老化の速度に変わりはありませんでしたが、老化の関連疾患である糖尿病やリンパ腫の発症を引き起こしやすいことを突き止めました。また、活性酸素を過剰生産しているマウスに抗酸化剤を投与すると、病気の発生を抑えられることも確認しました。

私たちの細胞がミトコンドリアエンジンを働かせる以上、活性酸素の発生は止められません。したがって、活性酸素の生成と消去との均衡を保てるよう、生活習慣の改善や、抗酸化力のある食べ物を積極的に取り入れることが必要になってきます。

腸はミトコンドリアがもっとも多い臓器

私たちの身体の中で、細胞内のミトコンドリアが多い臓器はどこだと思いますか。

答えは「腸」です。

ミトコンドリアが働くためには酸素が必要であり、ミトコンドリアの多さは酸素を運ぶ血液の量でわかります。血液消費のもっとも多い臓器は腸で、体全体の30％、次に多いのは腎臓で20％、次いで脳が15％となっています。つまり、腸と腎臓にはたくさんのミトコンドリアが存在していることになります。

じつは、腸と腎臓は人体の中でももっとも老化しやすい臓器です。腎臓は平均して1年間で1％ずつ機能が低下していくと言われています。また、加齢とともに便秘しやすくなるのは、腸の老化が関係していると考えられます。

腸は腸内細菌と協働して、食物の消化を助け、ビタミンや、幸せを感じる伝達物質のドーパミンやセロトニンを合成し、免疫の約70％を作るという重要な働きをしています。

このようにたくさんの働きをしているため、腸のミトコンドリアはフル回転で疲れやすく、老化も早いと考えられます。消化管の上皮細胞の寿命は約1～5日と非常に短いのですが、これは次から次へと新しい細胞に入れ替わることで、つねに腸を若々しく保てるようにしているのです。これはアポトーシスという細胞死のプログラムが正常に働いているからです。

このアポトーシスには、ミトコンドリアが出す活性酸素が重要な役割をしています。活性酸素は細胞には毒となりはするものの、古くなった細胞やガン細胞を死滅させるように促す役目も持っているのです。

こうしたミトコンドリアの働きが何らかの原因で抑制されると、ガン細胞にとっては有利な状況となります。アポトーシスをしなくなったガン細胞は、制御のきかない遺伝子の働きによって、自分勝手にどんどん増殖して転移していくのです。つまり、ガン細胞が発生してもアポトーシスがきちんと作用していれば、ガン細胞は増殖できずに死滅していくので、生命を脅かす存在になるまで成長しません。

このように、細胞の老化やガン化、細胞死は、ミトコンドリアの働きと密接に関係しているのです。

腸のミトコンドリアを鍛え健康を維持する

健康を保つための秘訣は、ミトコンドリア抜きには語れません。生体の活動エネルギーを作ると同時に、抗酸化酵素をたくさん作ることで、元気にいきいきと過ごせるのです。

そのためにはまず一つ目に、ミトコンドリアが多く存在している腸を大切にすることです。腸粘膜細胞が嫌がる炭水化物を多く摂りすぎないようにし、そして腸を守る腸内細菌をバランスよく増やすことです。

先に、「ミトコンドリアの働きが何らかの原因で抑制されると、ガン細胞にとっては有利な状況となる」とお伝えしました。このガン細胞の増殖に有利な状況を、発見したO・ワールブルグ博士の名前にちなんで「ワールブルグ効果」と呼びます。これは、解糖エンジンが亢進し、ミトコンドリアエンジンが抑制されている状態で起こります。つまり、解糖エンジンの活動を抑え、ミトコンドリアエンジンを活発化させるには、炭水化物（糖質）の摂取を控えることが重要となるのです。

二つ目は、私たちは生きていくために栄養物を絶えず摂らなければならないのですが、食べすぎないことです。ミトコンドリアや長寿を活性化する遺伝子は、食べすぎではうまく働かないことがわかっています。

また、食べる量を減らすことで空腹である時間が増えます。空腹時に体内で産生されるケトン体は、脳の満腹中枢の働きを高めて満足感を与えるのです。腹八分目が健康に良いと言われるのは、これが理由です。

三つ目はもっとも大切なことですが、つねにミトコンドリアエンジンを使うことです。本を読んだり考え事をするなどして脳に刺激を与えると、脳のミトコンドリアの数が増えていきます。

また、運動して筋肉を使うと、筋肉中のミトコンドリアが増えます。運動はウォーキング、軽いジョギングなどの有酸素運動が効果的といわれています。これらの活動は、一日20分〜30分で良いので、毎日続けることが大切です。

筑波大学などの研究チームは、ウォーキングと同程度の軽い運動を10分間すると、脳の認知機能を司る部分が活性化することを実験で証明しています。

そして、ミトコンドリアを元気にするためにもう一つ重要なことは、規則正しい生活です。

私たちの身体には体内時計が備わっています。この体内時計が刻む一定のリズムに沿って、ミトコンドリアも活動しています。したがって、規則正しい生活をし、十分な睡眠を取ることがミトコンドリアにも良い影響を与えることになるのです。

太陽の光も体内時計のリズムをコントロールしています。朝の光で気持ちよく目覚め、食事は規則正しく適量を保つことでも腸のミトコンドリアが鍛えられ、健康を維持できるというわけです。

生命は欠如を抱き、他者によって満たされる

ミトコンドリアは生体の効率よいエネルギー産生という役目を持つ一方で、有毒な活性酸素を発生させ、老化や細胞死を引き起こす悪影響も与える「二面性」を併せ持っています。

ミトコンドリアをはじめ、生命の仕組みはとても不思議なもので、この世に完璧な生物や生体のシステムなどありません。つねに不便や欠如がありながらも、それを補うようにして進化を続けているのです。

２０１４年１月、私の好きな詩人の吉野弘さんが亡くなりました。彼の作った作品の中に「生命は」という素晴らしい詩があります。

＊

生命は
自分自身だけでは完結できないように

つくられているらしい
花も
めしべとおしべが揃っているだけでは
不充分で
虫や風が訪れて
めしべとおしべを仲立ちする
生命は
その中に欠如を抱き
それを他者から満たしてもらうのだ

世界は多分
他者の総和
しかし
互いに

欠如を満たすなどとは
知りもせず
知らされもせず
ばらまかれている者同士
無関心でいられる間柄
ときに
うとましく思うことさえも許されている間柄
そのように
世界がゆるやかに構成されているのは
なぜ？

花が咲いている
すぐ近くまで
虻《あぶ》の姿をした他者が

光をまとって飛んできている
私も　あるとき
誰かのための虹だったろう

あなたも　あるとき
私のための風だったかもしれない

＊

私は『脳はバカ、腸はかしこい』という著書の中に「腸こそが、われわれが生きるためにもっとも大切なものである」ということを強調して書きました。

腸は、食物の消化を助け、ビタミン産生や、幸せを感じる神経伝達物質の合成をし、免疫の70％を担っている、生きるために欠かすことのできないもっとも大切な臓器です。

しかし、「生命は」で謳われているように、臓器の腸管単独ではその働きができません。腸内細菌の存在があってこそ、腸は偉大なすべての機能を発揮できるのです。

私たち人間、さらには他のすべての生き物は、完全な生命体でなく、欠如を持ち、他者によって満たされているのです。腸内細菌という他者のおかげで、私たちが毎日元気でいられるということを、いつも心に留めておきたいものです。

男（のミトコンドリア）はつらいよ

「ミトコンドリア・イブ」説をご存じでしょうか。すべての人類はたった一人の女性から始まったとされており、人類の母系祖先を遡っていったとき、共通する一人のアフリカの女性祖先がいるという説です。

ミトコンドリアは細胞内小器官でありながら、独自の遺伝子を持っています。ヒトを含む多くの、性を持つ動植物では、母方のみから子孫に受け継がれる遺伝子があることが知られていて、ミトコンドリアの遺伝子もこの「母性遺伝」によって必ず母親のみから伝達され、受け継がれていきます。

しかし、どうして父親の遺伝子が排除されるのかは、まだわかっていませんでした。その仕組みの一部を、群馬大学の佐藤健教授と佐藤美由紀助教授の夫妻が突き止め、2

011年10月、アメリカの科学雑誌『サイエンス』電子版に発表しました。

佐藤夫妻は、土の中に生息している、体長わずか1ミリ程度の透明な生き物である線虫を使って、受精前後に受精卵の中でいったい何が起きているかを詳細に観察しました。

その結果、父性ミトコンドリアは受精卵の中に入ったのち、受精卵が細胞分裂する過程の2～8細胞期にかけて、徐々に消失していくことが明らかとなったのです。

ここで、彼らはオートファジー（自食作用）という現象に着目しました。オートファジーとは細胞が飢餓状態になったとき、自分自身の一部を分解して栄養源に再利用することで飢餓を乗り越える仕組みです。佐藤夫妻は、父性のミトコンドリアにオートファジーが起こる理由の一つに、次のような説明をしています。

受精に至るまでのエネルギー産生で精子のミトコンドリアは疲れ切ってしまい、卵子に侵入した段階では、すでにダメージを受けた危険なエネルギー工場のような活性酸素を多量に発生させた状態になっている可能性があります。つまり、卵子に到達するまでの精子の激しいべん毛運動（泳いで卵子へと向かう運動）により、ミトコンドリアを消耗してしまって良い遺伝子を残せないので、受精後は用済みとして分解されてしまうのではないかということです。

佐藤健教授は、この様子を「受精卵の中でも不要なものは捨てる『断捨離』が行なわれている」と表現しています。また、「そこまでして父系のミトコンドリアを排除しなくてはならないのか、と寂しい気持ちにはなります」とも語っています。

ところで、第一生命保険株式会社の「サラリーマン川柳」は、サラリーマンの視点から現代の家族関係や会社での男たちの姿を詠むコンクールです。

妻不機嫌　お米と味噌汁「お・か・ず・な・し」（不幸な男）
何故だろう　同じ食事で　妻元気（湘南おじん）
生命線　見せたら妻が　不機嫌に（疑問符）
我が家では　父の領土は　寝床だけ（強妻組合員）

700万年にもおよぶ人類の歴史が作りあげてきた生命のシナリオは、男性のミトコンドリア遺伝子が、受精後に用済みとして『断捨離』されることを選択しました。これらの「サラリーマン川柳」が、遺伝子が選択した男女の生命のシナリオに重なって読めてしまうのは、男としての悲しい性《さが》でしょうか。

太古から続く、生物と腸内細菌との共生

私たちの身体にエネルギーを与え続けてくれるミトコンドリアは、もともとα-プロテオバクテリアという細菌でした。動物が生まれたのは、α-プロテオバクテリアを身体の中に住まわせ「共生」したのが始まりだったのです。

このミトコンドリアの元になったα-プロテオバクテリアですが、現在でもある種の動物が生きるための栄養を運ぶ重要な役割をしていることが、オーストリアにあるウィーン大学のJ・オット博士らによって明らかにされました。

１９７０年代に「パラカテヌラ（paracatenula）」という扁平動物が、熱帯の海から発見されました。この動物は口も肛門もないため、どのようにして栄養を得ているのか不明でした。しかし、オット博士らの研究によって、α-プロテオバクテリアに属する

「リージェリア（Riegeria）」という細菌が、この動物と共生して栄養を与えていることを突き止めました。この細菌は、硫黄化合物を酸化することでエネルギーを得て、無機炭素化合物を有機炭素化合物へと合成し、それを「パラカテヌラ」が栄養にしていることがわかったのです。

このリージェリアという細菌は、パラカテヌラという動物の組織の細胞内に、50％以上の確率で共生しています。これらの共生の始まりは5億年くらい前とみられ、既知のどんな共生関係よりも古いことがわかりました。さらにこの共生生物は、宿主の子孫にそのまま受け継がれ、5億年もの間、共生生物の入れ替えはなかったと考えられています。

同じように私たちの腸管の中に棲む、100兆個、200種類ともいわれる腸内細菌は、はるか昔から動物の腸に棲み続け、宿主を進化させ、今日の私たちへと導いてくれたのです。

私たち生物が、腸内細菌とともに進化してきたことを示唆する事例があります。

ヴァンダービルト大学のR・ブルッカー博士らは、100万年前に枝分かれした2種の蜂が、腸内細菌によって種の再統合を妨げられていると報告しています。

寄生蜂であるキョウソヤドリコバチとその近縁種を利用した彼らの実験によると、お互いの交雑種は、腸内細菌を取り除いた状態では生き残ることができましたが、腸内細菌を導入すると免疫系が過剰に反応して死んでしまうため、腸内細菌叢が種の分化を決定づけていることがわかりました。つまり、進化の過程で双方の蜂の腸内細菌叢が異なるようになったため、再び種が重なることができなくなったということです。

このように腸内細菌は種を分化させてしまうほど、生物にとって重要な役割を果たしているものなのです。

その不安、腸内細菌不足が原因かも!?

私たちの腸内細菌と脳との間で生じている相互反応も、最近の研究から明らかになってきました。

カナダにあるマックマスター大学のJ・フォスター博士らの研究チームは、腸内細菌が学習や記憶にどのように影響しているかについて、高架式十字迷路を使い、無菌マウスと正常マウスの行動を比較する実験をしました。

マウス実験用の高架式十字迷路は、床面より高い位置にある壁に囲まれた走路と、壁のない走路とで構成された行動解析装置です。壁のない走路は、あたかもプールの飛込み台のようであり、小さいマウスにとっては恐怖を感じる場所でしょう。この装置上でのマウスの行動や反応を調べることによって、不安感やうつの状態を判定できるのです。

マウスは壁際や暗い場所が好きなので、中心部へはあまり出てこないのですが、不安感が少ないマウスほど、壁際から離れて中心のほうへと探索行動を行ないます。反対に不安感が高いほど、壁際や中心部にとどまっている割合が高いのです。

フォスター博士らが行なった実験では、無菌マウスのほうが不安を感じていることを示す行動が多く見られました。マウスの脳にある海馬ニューロンを調べたところ、神経伝達物質であるセロトニンの受容体が少なくなっていて、情報を処理する脳領域である扁桃体のニューロンでは、グルタミン酸の受容体も少なくなっていることがわかりました。

セロトニンは脳内神経伝達物質として気分を落とさないような役割をしていて、グルタミン酸は学習と記憶に不可欠な物質です。これらの物質が不足すると、認知的な作業も低下します。

実験での無菌マウスは、腸内細菌不足の影響により脳内神経伝達物質の受容体が減ってしまい、高いところでも安全であるという認識や、好奇心からの探索行動をしなくなってしまいました。つまり、腸内細菌は私たちの認知的な処理にも影響を及ぼしているということがわかったのです。

加えて、カリフォルニア大学のG・メイヤー博士とK・ティリッシュ博士は、乳酸菌を与えた人のグループでは扁桃体の興奮が抑えられ、不安感が少なくなることを報告しています。

また、フランスの研究チームは、乳酸菌の一種であるラクトバチルス・ヘルベティカスとビフィドバクテリウム・ロンガムを与えた人たちは、不安感や抑うつ症状が減少することを明らかにしています。

他にも、米国カリフォルニア工科大学のＳ・Ｋ・マズマニアン博士とＰ・Ｈ・パターソン博士らは、母親のウイルス感染によって生まれた自閉症モデルのマウスに、微生物を用いて腸内環境を改善する「プロバイオテック療法」を施すことにより、自閉症の症状が改善することを報告しています。

実験で自閉症マウスに、乳酸菌の一種であるバクテロイデス・フラジリスを投与すると、マウスの腸障害が改善されるとともに、自閉症特有の行動にも改善が見られ、健康なマウスとのコミュニケーションを行なうようになり、不安感も軽減されたということです。

このような不安感の軽減やコミュニケーション能力の改善が腸内細菌によってもたらされるというのは注目に値します。

私たちの不安感というのは、もしかすると腸内細菌が少なくなった結果、生じているのかもしれません。

健康な精神と精力は、健康な腸に宿る

私はいつも、精神的な病気は脳だけを見ていても治らない、まずは腸内環境を良くすることが大切であると主張しています。まずは腸内細菌を増やし、セロトニンの合成を盛んにすることが大事だからです。

最近では、うつ病を治すため、腸内細菌ではなく腸そのものを標的にする新しい療法が米国で発表され、２００５年には米国食品医薬品局（ＦＤＡ）で承認されました。

この方法は、消化管を支配している神経線維を電気刺激するもので「迷走神経刺激法（ＶＮＳ）」と呼ばれています。効果の現れるうつ病の患者は15％程度と少なめですが、ＶＮＳを1年ほど続けると、うつ病の薬がより効くようになるとも報告されています。

また、ＶＮＳを行なうと脳の海馬では、脳由来神経栄養因子（ＢＤＮＦ）や線維芽細胞増殖因子（ＦＧＦ）が増え、前頭葉ではノルアドレナリンなどといった、脳にとって重要な物質が増えるそうです。つまり、腸に働きかけることで、脳へ影響を及ぼそうと

いう手法なのです。

この結果を見ても、腸と脳とは密接に関係していることがよくわかります。

少し前には「耳ひっぱり」健康法といって、耳をひっぱることで気分を良くし、また内臓の働きを活発化して栄養分の吸収を良くするという方法を説明した書籍がいくつか出版されていました。外耳には迷走神経が集中しているので、それを刺激して副交感神経を優位にするからでしょう。耳かきをすると眠くなるのは、この副交感神経優位の現象なのです。

そして、腸の神経系と脳との関係性を見ていくと、男性の早朝勃起が副交感神経系への刺激で起こるように、腸を健康に保つことで神経系が活性化され、局部にも良い影響を与えられる可能性は大いに考えられます。

女性も男性も腸管の働きが活発になれば、やはり神経系に作用し、各種ホルモン分泌のシグナルが脳や臓器に滞りなく送られるようになります。

このように、若々しさや精力も、腸からの指令により得られるということであり、「健康な精神（と精力）は、健康な腸に宿る」と言えるのです。

私たちは脳からの指令によって動かされていると思いがちですが、実際は腸が隠れた司令塔であり、健康で元気に過ごせるかどうかも、腸管、さらには腸内細菌がカギを握っているということです。

その腸を大切にするには、身体を冷やさないようにし、炭水化物の摂りすぎをやめ、規則正しい生活リズムを刻むことです。これらはすべて当たり前のことばかりですが、健康長寿について思い悩む人がとても多いということは、当たり前のことを実行できている人が少ない、というのが現実なのです。

第2章 すべての始まりは腸だった

落とし物には福がつく

私が教授をしていた東京医科歯科大学は、国立の医学系総合大学です。国立大学では教授の職を辞した時点から、研究室を次の教授に明け渡さなければなりません。

私は65歳で定年を迎えたあともまだまだ研究を続けたかったので、引き続き大学内に研究室を借りようと思いました。しかし聞いてみると、御茶ノ水の一等地にある大学の研究室の家賃は最低でも1カ月で30万円と言います。私は仕方なく、大学内でもっとも小さくて古い部屋を借り、さらに一人では実験もできないので、医学博士号をもっている年配の女性を雇いました。

しかし、やがて校舎の老朽化に伴い、その安い部屋もとうとう取り壊されることになりました。

取り壊しにあたっては、医学部長から、「もし、このまま医科歯科大学で研究をしたいのなら、これから新築される26階建ての研究棟に移ってください」と言われました。

恐る恐る家賃を聞いてみると、それはなんと今までの2倍近くということで、私は困ってしまいました。

そこで、私が社外取締役をしている会社の社長に相談してみたところ、「いい物件が近くにある。毎年借り手を探しているようだが、なぜか20年間だれも借り手がないようだ。だけど、安いのがとにかく魅力の部屋だ」と教えてくれました。

さっそく物件を見に行くと、そこは靴屋さんの2階でした。入口がどこだかわからないほど売り物の靴が所狭しと並んでいます。山積みになった靴箱の横を迷路のようにすり抜け、入口のドアを開けようとすると、今度は城門のように重くなかなか開きません。やっとの思いで中に入ると、暗い廊下にボロボロの壁、急坂の階段という有り様です。

私でさえも「これじゃあ、だれも借り手がないいな」と思ったほどでしたが、家賃を聞くと、これまで借りていた東京医科歯科大学研究室のほぼ半値です。

「これは絶対借りるしかない」と、私は即入居を決めたのでした。

その研究室は東京都の上野にあります。アメ横や上野公園も近く、観光客や買い物にくる人がたくさん行き来しています。昼間は1階の靴屋さんが、入口がどこだかわからないくらいに靴を並べていますが、夜になって靴を片づけると、その空間に路上生活をしている人がやってきて寝床にします。私が夜、急に仕事ができて研究室に行き、ドアのカギを開ける前はその路上生活者に必ず、

「夜分遅くにすみません。ちょっと用事があるのでよけていただけますか」と、仁義を切らなくてはならないのです。

ある夜、研究室に行くと、例の路上生活者たちが祝杯をあげていました。私が「どうしたんですか」と聞くと、「おにいちゃん、いいことを聞いてくれた。俺たち明日の仕事にありついたんだ。一緒に一杯やらないか」と嬉しそうに言いました。私は本当は急いでいたのですが、彼らが飲みかけたビールを少しもらって飲み、「そりゃあ、よかったね」と答えたのでした。

そんなこともあり、路上生活者の人たちはこの地域で上手に過ごしています。彼らの話を聞いていると、落ちた物を拾って食べることもよくあるということでした。しかし、下痢や腹痛に苦しむことはそこまで多くなく、花粉症やアトピーなどのアレルギー

を持っている人もほとんどいないようです。

それに加えて私が気になったのは、ハゲている人がいないことでした。多少ボサボサではありますが、黒々とした髪が生えている方が多いのです。これが「落とし物には福がつく」という気づきを、私に与えてくれた出来事でした。

土壌菌が招いた、嬉しい〝生理現象〟

「寄生虫博士」――私がこう呼ばれるきっかけとなった、寄生虫によるアレルギー抑制説は20年もの間、日の目を見ることはありませんでした。この説を証明するために、寄生虫の一種であるサナダ虫を、5代にわたり15年間自らのお腹に飼い続けたのでした。

研究してみると、アレルギー反応を抑えていたのは寄生虫だけではありませんでした。腸内細菌もアレルギー反応を抑制していることがわかったのです。寄生虫や細菌などの微生物をすべて悪者として一方的に追放する「キレイ社会」が、花粉症やアトピー、ぜんそくなどのアレルギー性疾患を作ってきたことがわかったのです。

私は行きすぎた日本の抗菌ブームに警鐘を鳴らし続けました。そうすると、今度は医学関係者のみならず、抗菌・除菌を売り物にしている人々からバッシングを受けました。

しかし私は、寄生虫や、体内に生息する細菌類が私たちの身体を守っていることを確信していました。そこで今度は、土壌菌を入れたカプセルを毎日飲み込んで、自分自身の免疫力がどのように変化するのかを調べたのです。

このような実験は、医学関係者からの圧力をさらに増やす結果となりました。大学内では倫理委員会が開かれ、私は何度も査問委員会で被告席に着きました。

土壌菌といっても、私が飲んでいるのは大豆を発酵させて増やした菌を取り出したものです。大豆発酵食品を調べてみると、じつに多種類の細菌が見られます。それらの細菌類は、ほとんどが土壌の中に棲んでいる細菌類と同じなのです。納豆の中に含まれている細菌も、そのほとんどが土壌菌なのです。土壌菌のカプセルを毎日飲んでいると、私の免疫力は確実に上昇し、元気になっていると感じています。

でも私一人だけでは証拠にならないので、東京農業大学の小泉武夫名誉教授にも飲んでもらいました。そうすると翌日にさっそく小泉教授から次のような電話がありました。

「藤田クン、土壌菌が効いたぜ。久しぶりに朝立ちしたよ」

小泉教授も喜んでいるように早朝勃起、いわゆる「朝立ち」は、男性としての自信を自覚できる生理現象です。若いときにはあまり意識していませんが、歳を経るにつれてどうしても性機能は衰えてきます。その自信を回復させる反応の一つが、朝立ちです。

詳しくはのちに述べますが、末梢神経には、交感神経系と副交感神経系のものがあります。男性の早朝勃起は、副交感神経系が活性化して起こる男の健康的な生理現象です。

逆に、ビルの屋上など、高いところから下を見下ろしたとき、ゾクッと股のあたりが縮む感じがするのは、ストレス、恐怖、緊張などを感じることで交感神経系が活性化し、性器が萎縮した状態になるからです。

土壌菌と生理現象の納得する関係

さて、小泉教授が土壌菌を飲んで朝立ちしたのは、単なる偶然だったのでしょうか。それとも、科学的に説明がつく現象なのでしょうか。

のちほど述べますが、男性器も女性器も、もともと腸と同じ種類の内臓に属していま
す。特に男性器は腸の活動とともに、寝ている間は無意識のうちに自然勃起を繰り返し
ていることがわかっています。

土壌菌を飲んで「朝立ち」をするようになったのは、小泉教授と私だけではありませ
ん。

以前私は、兵庫のたじまＪＡで講演する機会があり、発酵菌を利用した健康食品会社の社長とお話ししました。彼はもともと酪農家で、飼育していた牛が交尾しなくなり子牛が生まれなくなって困ったことがあるそうです。

そこで牛を家畜小屋から出して土のある牧場へ放して育てたところ、牛たちは交尾をする意欲が湧き、子牛も生まれ、乳もたくさん出るようになったとのことでした。放牧の解放感でストレスが軽減し、さらに多様な微生物が棲む土で育まれた青草を食べることで腸内細菌叢《そう》も改善され、生殖する力が湧いてきたのでしょう。

彼は土壌菌がそのカギを握っているに違いないと考えて、土壌菌と乳酸菌とを混ぜて牛に与えてみました。しばらくすると、牛の健康状態が良くなったうえ、牛の性交回数

も増えたのです。たぶん牛は毎朝「朝立ち」していることでしょう。これはすごいということで、彼は人にも服用できるような発酵食品を開発しようと思い立ったそうです。

つまり、小泉教授が土壌菌によって朝立ちしたのには、このような理由があったのです。

それ以来、私は腸が快調になれば早朝勃起も起こり、精力も回復して健康になると自信を持って考えるようになりました。

アトピーが治らない赤ちゃんの腸内は…

赤ちゃんが生まれてすぐになんでもなめたがるのにはワケがあります。赤ちゃんはお母さんの胎内では無菌で生活していて「免疫ゼロ」の状態です。その赤ちゃんが、いきなり雑菌だらけの世界に生まれてくるのです。短い時間の間に赤ちゃんは自分自身の免疫を高めなければなりません。そこでそこら辺のものをなめて体内へ雑菌を取り込み、免疫を高めようとしているのです。

そのとき、善玉菌のみを口に入れても免疫は高まりません。だからといって生命に危険な病原菌を入れるわけにもいかないので、少しだけ病原力のある「チョイ悪菌」を取り入れないとなりません。それが土壌菌なのです。土壌菌は、われわれ中高年の「シモ」だけでなく、赤ちゃんの免疫とも関係していたのです。

赤ちゃんは自分の周りにある菌をなめてお腹の中に取り入れないといけません。本当は「落ちた物」を積極的に食べないと、免疫が高まらないのです。

赤ちゃんの腸内細菌を調べてみると、生まれた直後には一時的に大腸菌や腸球菌だらけになります。「チョイ悪菌」の大腸菌などの菌が赤ちゃんの生まれた直後に腸内にいっぱいにならないと、その赤ちゃんは免疫がつかないからです。

生まれた直後にアトピーになり、なかなか治らない赤ちゃんの腸内細菌を調べたことがあります。その赤ちゃんの腸内細菌には、大腸菌がほとんど検出されませんでした。「チョイ悪菌」が赤ちゃんの腸に一時的にでも定着しないと免疫が高められず、赤ちゃんはアトピーなどのアレルギー体質になってしまうわけです。

今まで述べてきたことは、腸内細菌のうち培養できる菌での話です。しかし、最近の研究の発展で、腸内細菌を遺伝子で検出する新しい技術が開発されました。

培養できる菌には限りがありましたが、遺伝子で調べると１００兆個、２００種類以上の腸内細菌が存在することがわかってきたのです。そしてその腸内細菌の４分の３は、土壌菌だったり、私たちの肌にいる皮膚常在菌だったりします。つまり新しく存在がわかった菌は、私たちの周りにごくふつうに存在する菌類だったのです。

さらに、人が各自持っている腸内細菌は、生まれて約1年以内の生活環境で決定され、それが「指紋」のように、一生変わらないということもわかってきました。

最近「母親の保有しているビフィズス菌が子どもに受け継がれる」という報告が、ヤクルト研究所より発表されました。子どもの腸管のビフィズス菌の遺伝子分布が、母親の持つビフィズス菌のものと一致していることがわかったのです。

また、腸内細菌の組成を決めているのは、生まれた直後に接触した人が持っている菌であるという研究報告も発表されています。人間の腸内細菌は、たいてい母親の腸内細菌と類似し、父親の腸内細菌と似ているという子どもは、母親に育てられている限りあり得ないのです。

このように人間の腸内細菌は乳児期における周囲からの影響によって決まり、その組成は一生変わらないのです。

ここで大きな疑問が出てきます。腸内細菌の組成は一生変わらないのに、なぜ善玉菌が増えると体調が良くなり、悪玉菌が増えると体調が悪くなるのでしょうか。

若さを保つには日和見菌を味方につけよう

前述の遺伝子検査法で腸内細菌の全体像を調べると、腸内細菌の4分の3が納豆などの発酵食品に含まれている菌や、人の皮膚などに存在する菌、土壌菌の仲間の菌などで構成される「フィルミクテス門」の細菌類でした。次に多いのが「バクテロイデス門」の細菌類で、これらはいずれも「日和見菌」と呼ばれる腸内細菌です。

大腸菌類を含む「プロテオバクテリア門」の細菌（いわゆる悪玉菌）や、ビフィズス菌などを含む「アクチノバクテリア門」の細菌（いわゆる善玉菌）は、それぞれ腸内細菌全体の10％しか存在していませんでした。

つまり、腸内細菌の大部分が「日和見菌」といわれる菌で構成されているのです。

さてここで、腸内細菌の組成は一生変わらないのに、なぜ善玉菌が少しでも増えると体調が良くなるのかという疑問を考えてみたいと思います。

問題は、腸内細菌の数と、腸内細菌間のほんの少しのバランスの乱れなのです。

善玉菌が少し増えると、日和見菌が善玉菌に協力して体調が良くなります。反対に悪玉菌が増えると、日和見菌は悪玉菌に味方して体調を崩すのです。

免疫機能が十分働き、人が元気で若く生きるためには、腸内細菌の数とバランスが必要で、このカギを握っているのが「日和見菌」だったのです。

赤ちゃんが生まれたあと、抗菌グッズに囲まれた無菌室のような部屋で育てられ、オッパイも哺乳瓶も消毒し、抱っこする際には必ず手を洗うなどといった育て方をすると、赤ちゃんの免疫がつかずに、アトピーなどのアレルギーになりやすくなるのです。

最近、産婦人科の医療現場では、生まれた赤ちゃんに「もっとたくさん触ってあげましょう」とお母さんを指導するところが出てきました。生まれて1年以内になるべく多くの種類の腸内細菌に棲んでもらうためには、お母さんの周りにある「日和見菌」を赤ちゃんへ積極的に与えてあげることが必要なのです。

「母さんウンチ」をなめないと、パンダになれない

今、欧米では「衛生環境仮説」を支持する報告が増加しています。アレルギー疾患は先進国でここ数十年のあいだに激増しています。その原因は、乳幼児期の細菌感染機会の減少だとする学説です。

先進国では環境が清潔になり、微生物と接する機会が極端に少なくなりました。また、抗生物質の使用頻度が増加したため、乳幼児期の感染機会も明らかに減少しました。それと反比例するように、アレルギー疾患が急増したことに注目した仮説なのです。

私たちの調査でも、家の中で遊んでいる子どもは外で頻繁に遊んでいる子どもよりも、アレルギー性疾患に罹りやすいことがわかりました。また、第一子のほうが、第二子、第三子よりもアレルギーになりやすく、お母さんが働いていない専業主婦の家庭の子どものほうが、やはりアレルギーになりやすいことが明らかになりました。

このように、親の目が細やかに行き届く環境ほど微生物と接する機会が少なくなり、そのような子はアレルギーにもなりやすいのです。

赤ちゃんは何でもなめたがります。じつは、それは土壌菌をはじめとする皮膚常在菌などの「日和見菌」を、体内に入れようと努力しているのです。

人間は清潔な食器で、時には殺菌剤や抗菌剤、菌の繁殖を抑える添加物が混じったような無菌に近い食品を口にしていますが、こんなことをしている動物は人間だけなのです。

生まれたばかりのパンダの赤ちゃんは、土をなめ、お母さんのウンチをなめます。そうしないと「パンダになれない」からです。パンダは生まれつき好物の笹を消化する酵素を持っているわけではありません。腸内細菌が消化してくれるのです。そこで、パンダの赤ちゃんは笹を消化できるようにするために母親の菌を体内に入れ、腸内細菌を増やそうと努力しているのです。

また、コアラが好きなユーカリの葉は毒素があります。コアラの赤ちゃんもユーカリを無毒化する酵素を元々持っているわけではないので、生まれたら土をなめ、お母さんのウンチをなめるのです。そうすることでようやくユーカリを消化することができるようになります。

他にも、家の柱を食べてしまう白アリも、木の繊維を消化する酵素を生まれつき持っているわけではありません。やはり腸内細菌が繊維を消化しているのです。ですから動物はみんな腸内細菌を増やすために、土壌菌を腸に持ち込もうとしているのです。

人間も同じです。セルロースなど野菜の食物繊維を分解する酵素は、人間の身体には備わっていません。腸内細菌がせっせと分解してくれているのです。

みなさんは「地鶏」と「飼育場のブロイラー」ならどちらの肉を好みますか。地鶏のほうが元気で肉も締まって美味しいことは、だれもが認めていることでしょう。地鶏は土の中の餌を食べています。土壌菌を摂り込むと腸内細菌も元気になって、肉も美味しくなるというわけです。

私たち人間も、本当なら幼いころから落ちた物を拾って食べるくらいのことをしたほうが腸内細菌が豊かになり、健康にも良いことなのです。

食物アレルギーと腸粘膜の穴

今、小学校の給食現場は大変です。牛乳アレルギーがある子に少しでも牛乳の成分が混じっている食品を食べさせたり、飲ませたりすると大騒動になります。死につながるアレルギー反応もありますから、責任問題にもなります。

しかし、こんな状況になったのはごく最近の20年前くらいからのことです。私の幼少時代には「食物アレルギー」を持っている人は、周りにはまったくいませんでした。

戦後、日本は食糧難の時代が続きました。私はそのころ、三重県多気郡明星村（現・明和町明星）の国立結核療養所の官舎に住んでいました。

ろくに食べるものはなく、おやつは決まって地べたに落ちた物を食べていました。みかん畑に行くと必ずみかんが落ちていました。畑をぼーっと眺めていると、だれもいない畑に美味しそうなキュウリが実っていて、そっと畑に近づいてキュウリをもぎ取り、見つからないうちにと、洗いもしないで口の中にねじ込んだりしました。畑にはバッタが、田んぼにはタニシがたくさんいました。お腹がすくと友人とそれらをたくさんかき集めて、たき火であぶり焼きにして食べました。

その当時は、今のように抗菌グッズや消毒剤、食品添加物は氾濫していませんでした。雑多な生物を食べて多種類の細菌をお腹に取り入れていた私は、病気知らずでとても元気でした。食物アレルギーに罹っている人がその当時まったくいなかったのは、当時の日本人が腸内細菌の数も多くて元気だったからです。

腸粘膜に微細な穴が空き、腸から食物の分子や腸内細菌、病原菌などが漏れ出ることを「リーキーガット症候群（腸管壁浸漏症候群）」といいます。

近年、乳幼児に爆発的に食物アレルギーが増えたのも、リーキーガット症候群が原因ではないかと言われています。

腸内細菌が十分に働いていないと、腸は粘膜を正常に作れなくなり、腸粘膜に穴が空いてしまいます。そうすると食物アレルギーを発症する危険性が高まるのです。

リーキーガット症候群になると、栄養素は消化の不十分な大きい分子のままで、腸管から漏れて体内に摂り込まれます。

通常、タンパク質はとても小さな分子に分解されてから吸収されます。ところが腸粘膜に穴が空いていると、分解が不十分である大きい分子のまま体内に侵入し、IgE抗体によるアレルギー反応が起こります。これが食物アレルギーの原因と考えられています。

腸に穴を空けさせないためにはどうしたらよいでしょうか。それには、腸を守る役目をしてくれる腸内細菌を増やすことです。特に大切なのは、生まれて1年未満の赤ちゃんの腸が丈夫であることです。この時期には積極的に善玉菌、チョイ悪菌を問わず、細菌を体内に取り入れることです。

また、腸内細菌や腸粘膜を傷めつけるようなことをしてはいけません。抗生物質や食品添加物、化学物質などは、やみくもに腸に入れてはいけないのです。離乳食を早めに与えるのもいけません。生まれたばかりの赤ちゃんの腸はまだ未発達でリーキーガットの状態にあるからです。

生後1年間、多種多様な細菌を腸に取り込み、腸内細菌叢をいかに豊かに育んだかによって、生涯の健康状態の礎が決定づけられるのです。

最近、ハイハイをしない赤ちゃんが増えているといいます。狭い部屋で子育てをしていると、つかまるところが多いため、ハイハイの前につかまり立ちをしてしまうのです。ライフスタイルの変化がもたらす子どもの成長への弊害がさまざまに指摘されていますが、免疫を研究する医師の立場からいうと、赤ちゃんの健やかな成長は、とにかく多くの菌と触れ合うことがカギです。

赤ちゃんがハイハイをして、床にちらばっている菌をたっぷりつけた手をなめるくらいの行為も、じつは必要なことなのです。

「3秒ルール」を科学的に検証する人たち

「机や床に落とした食べ物でも、3秒以内だったら大丈夫」という都市伝説のような理論をよく聞きますが、実際はどうなのでしょうか。

じつは、この暗黙のルールは多少の秒数の違いがあるものの、国を超えて共通の認識であり、アメリカの場合は5秒で「ファイブ・セカンド・ルール」と呼ばれているそうです。そしてこれらについては、特に海外での研究が進んでいます。私と同じように、変な研究をしている科学者というのは世界中どこにでもいるようです。

イギリスのバーミンガムにあるアストン大学の微生物学者、A・ヒルトン教授の研究チームは、大腸菌と黄色ブドウ球菌がどのようにして地面から食べ物に移動するかを調査しています。彼らは、さまざまな屋内の床（カーペット、プラスチック、タイル）に、トーストやパスタ、クッキー、ハム、ドライフルーツなどを落とし、菌が付着する様子を研究しました。その結果、「床面から食べ物へと移動するバクテリアの量は、経過時間によって変わる」ということを実証しました。


また、イギリスにあるマンチェスター・メトロポリタン大学の研究チームは、よく消費されている5つの食品について、3、5、10秒間床に落ちた場合の汚染状況の検証をしています。

結果、生ハム、ジャムを塗ったパン、ビスケットなどのように、塩や砂糖を多く含んでいる食品は有害なバクテリアによって汚染されている可能性が低く、反対にドライフルーツと茹でたパスタは、食中毒を起こす可能性のあるクレブシエラ菌によって3秒で汚染されたということです。

以上の研究が物語っているのは、「食べ物が床に落ちてから経過した時間によって、菌の付着量が変化する」という結果でした。しかし、これらの研究をしている彼らが声を揃えて言っているのは「実際に重要となるのは、床に落ちてからの経過時間ではなく、落ちた場所である」ということです。

コロラド大学医学部の細菌学教授H・ロトバート博士も、「危険な細菌が潜んでいる生肉などを扱っている台所周辺は避けるべきであり、風呂場などはこのルールから外れる」と言っています。

危険な場所に落ちた食べ物は、もちろん私も拾って食べるべきではないと思います。

しかし、床に落ちた食べ物すべてが汚いと考えてしまうと、チョイ悪菌を体内に取り入れる機会が減ってしまい、人の免疫力はどんどん落ちていく一方になってしまいます。

家庭のテーブルや居間の床くらいに落とす食べ物は大目に見て、レストランでの外食時や台所の床に落ちた物は食べない、というTPOに合わせたルールを実践するのが、子どもの教育にも健康にも良い影響を与えるのではないか、と私は考えています。

さらに付け加えるとすれば、落ちた物を食べるときにはわざと5秒以上待つ「あえて5秒超え」ルールを実践し、チョイ悪菌の恩恵を受けましょう、というのが私流の健康法です。

「汚いもの」は悪者か？

今年の年頭、新年を迎え、私は例によって自宅近くの神社にお参りに行きました。防災招福祈願を済ませ福豆をもらい、おみくじを引きました。結果は「大吉」でした。そこには「過ぎたるくり言　とり越し苦労　神の授けの　身をやぶる」とあり、過去や未来の出来事に執着しやすい私の性格を省みつつ「神様は私のことをよく見抜いているなあ」と感心しました。

続いて「失せもの　出る、低い処《ところ》」と書いてあり「やはり、低いところ（＝シモ）が重要なのだ」とますます感心しました。

「人は脳の命令どおりに突き動かされたり流されたりしがちだが、現代人が失いつつある本来の健康というものは低いところ、下のほうが重要に違いない」

嫌われものの代表格である寄生虫と腸内細菌をこよなく愛し、研究してきた私は、このおみくじを見て、嬉しくて小躍りしたくなりました。

「人は見た目が9割」とはだれもが納得するところではありますが、私たちは表層ばかりを気にしすぎて、深くて低いところには目を向けなくなっています。「過ぎたるくり言」「とり越し苦労」ばかりしてしまうのは、上ばかりを見続けるからです。それではせっかく与えられたチャンスや幸運を逃すばかりか、身を滅ぼすことになりかねないと私は感じました。

「落ちた物を拾って食べる」行為は、頭で考えるとどうしても危険で、はしたない行為だと考えてしまいます。でも、幼いころに虫を平気で触り、地面に寝そべって遊んだ思い出のある人は少なくないはずです。けれど大人に「汚いからダメ」と繰り返し叱られると、子どもはそれを「汚い行為は悪いこと」と強く脳に記憶してしまい、嫌悪感を増していくのです。

「汚いもの」への嫌悪感に苛《さいな》まれて育った私たちは、殺菌効果のある石鹸で手を念入りに洗い、抗菌作用のある洗剤で消毒したお皿に載った、防腐作用のある添加物を含んだ食べ物を摂ることに慣れてしまいました。こんなことを徹底的にしているのは、地球上の生物で唯一人間だけ、いや日本人だけかもしれません。気の遠くなるほど種類がある地球上の生物は皆、落ちているものを拾って食べて生きていることに気がつきます。

ミトコンドリアがもたらした進化と「死」

この地球上に生物が生まれたのは約40億年前のことです。地球には酸素がなく、「原核細胞」という核のない単細胞の生き物の出現が最初でした。その原核細胞だけの世界が、その後20億年も続いたのです。

そして約20億年前、植物の先祖である「シアノバクテリア」という真正細菌が誕生しました。その細菌は光合成を行なって酸素を地球上に放出しました。

次いで「α-プロテオバクテリア」という分類の細菌が出現しました。この細菌は今まで地球上に存在していた「古細菌」が作るブドウ糖と、「シアノバクテリア」が作り出した酸素を利用して、エネルギー源であるATP（アデノシン三リン酸）を作りだすようになりました。

その時期まで地球に存在していた生物は、酸素のない状況で「解糖エンジン」を利用してATPを作っていた「原核生物」でした。しかし、α-プロテオバクテリアが出現し、エネルギー産生の方法が一変しました。新たに酸素を利用してATPを作る「ミトコンドリアエンジン」が誕生したのです。

それまで地球上に存在していた「原核生物」である「古細菌」がこの素晴らしいエンジンを持つ「α-プロテオバクテリア」を取り込んで「真核細胞」ができ、細胞内にATPを作ることができる「ミトコンドリア」が誕生したのです。

細胞がミトコンドリアを持つようになると、生物は飛躍的に進化、分化していきました。原核単細胞の一部は真核細胞となり、それが多細胞になって植物に、その他の一部は菌類や原虫となり、さらに多細胞に分化、進化して動物になりました。

このようにミトコンドリアは生物として進化するのに役立ったのですが、一方では大変な事態を引き起こしました。ミトコンドリアがあることで「個体の死」を導くことになったのです。

それまでの単純な細胞でできた生物は、細胞分裂することで永久に生き続けることができました。しかしすでに述べたように、ミトコンドリアを利用して生きるようになったせいで、生物は「死ななくてはならない運命」を背負ったのです。

腸が先に作られる

動物は進化の過程で、もともとは腸だけで生きていました。動物に最初に備わった臓器は脳でも心臓でもありませんでした。ヒドラやイソギンチャク、クラゲなどの腔腸動物には脳がなく、腸が脳の役割を果たしていました。神経系のニューロンと呼ばれる神経細胞が最初に出現したのは、腔腸動物の腸だったのです。

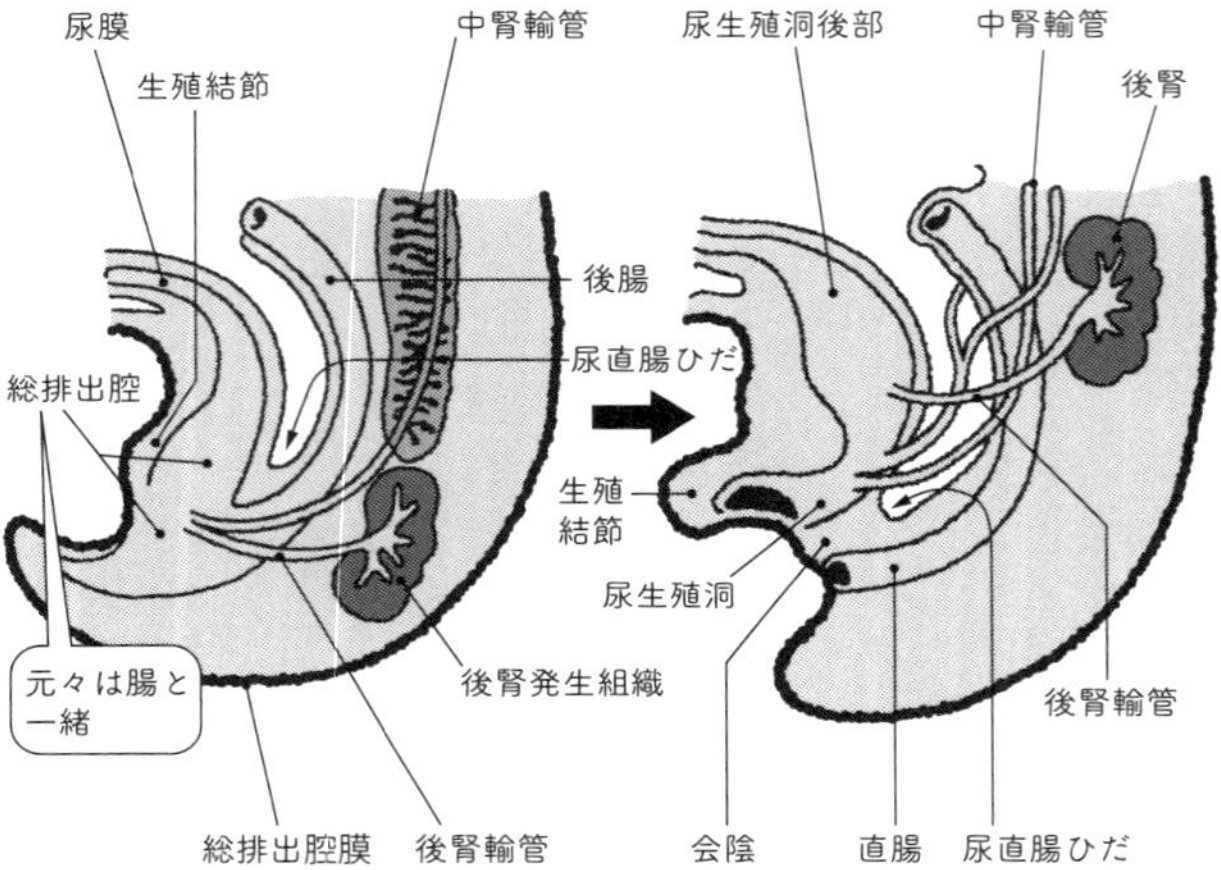

人間の外生殖器は、個体発生の原型をとどめていると言われています。

5週目の胎児には、目の原器や尿生殖原器は見られますが、脳や心臓はまだできていません。腸が先に作られるのです。そして、胎生8週目になると、上の図のようにもともと腸だった組織にくびれができて、腸が二つに分かれ、尿直腸ひだができます。腸から分離した部分は、さらに片方がやがて生殖器になる「生殖結節」と、やがて膀胱になる「尿生殖洞後部」に分かれます。腸のほうは、さらに直腸や、やがて腎臓になる後腎になります。

そして、「生殖結節」は、それぞれ男性器と、女性器へと発達していきます。つまり、男女の生殖器は腸管を仕切って作られたということです。よって、先にお話しした男性の「朝立ち」は、腸管を支配している副交感神経系の働きによるのです。

　さて、私が15年もの間、自分の体内に飼っていたサナダ虫は雌雄同体といって、オスの生殖器とメスの生殖器を一個体に持っています。ミミズもサナダ虫と同様に雌雄同体で、腸以外の臓器はほとんど持っていません。雌雄同体のサナダ虫もミミズも生殖するための異性を探す面倒がありません。

　これに対して、私たち人間は、腸管を高度に分化させて生殖器へと発達させ、男と女の区別ができました。これにより、生殖のための異性探しという余計な手間がかかることになってしまったのです。ヒトの性器の分化と発達は、私たちが異性に対する煩悩や執着を生みだす第一歩だったのかもしれません。

　身体の作りが単純だとか、生殖に異性を探す必要がないからといって、ミミズが人間より劣っているかというとそんなことはありません。ミミズは、自分の穴の周りに落ちている葉や小枝に触ってみて、その中で自分の食餌に適したものだけを食べるなど、脳がなくても、的確に物事の判断ができるのです。

ミミズの腸を調べてみると、消化吸収する細胞、神経細胞、免疫細胞が観察されます。また人間と同じように、ドーパミン、セロトニンなどの神経伝達物質も存在します。そして、ミミズの腸にも数えきれないほどの腸内細菌が存在しています。この腸内細菌が神経伝達物質を合成し、免疫細胞と協働して、病気を防ぐ免疫力をミミズに与えているのです。

脳を大きくしてくれた腸内細菌

野生動物は肉食か草食かで腸の長さに差が現れます。肉食のライオンの腸の長さは体長の4～5倍ですが、牛や羊の腸は体長の約20倍もあります。

この長さの違いは、アミノ酸の生成速度に関係しています。腸に入ったタンパク質は、小さな粒子であるアミノ酸に分解されてから体内に吸収されます。肉食動物は、他の動物を捕食して肉から直接タンパク質を得るために、アミノ酸の生成に時間がかかりません。

一方、草食動物の場合は、植物に含まれている食物繊維を腸内細菌に発酵してもらい、それによって生じるアミノ酸を体内に吸収するため時間を要するのです。肉を食べなくても、草食動物が身体の組成に必要なアミノ酸を合成できるのは、腸内細菌のおかげであり、草食動物の腸が肉食動物より長いのは、こうした理由があります。

人間も同様に多種類の腸内細菌と共生するようになり、腸の長さを短くすることに成功しました。そこで余った血液を脳に回し、脳をどんどん大きくすることができたのです。

同じ霊長類のゴリラは草食傾向の強い雑食であり、腸内細菌が非常に少なく、長い腸のままです。だから栄養を摂るために一日中食べていて、つねに腸に血液を送らなくてはならないため、脳を大きくすることができませんでした。

私たち人間がここまで高度に知能を発展させることができたのは、多種類の腸内細菌が棲んでくれるようになったからなのです。

人間は雑食動物です。昆虫から魚、獣肉、植物の葉や茎、根、そしてその他の動物性・植物性の発酵食品まで、地球上のあらゆるものを食べるようになりました。人間の腸の消化細胞だけでは、それらの複雑な組成の食品を消化吸収できません。そこで、腸の中にさまざまな細菌に棲んでもらい、食物の消化を助けてもらっているのです。

たとえば植物に含まれているセルロースなどの食物繊維は、私たちの腸細胞では消化できません。腸内細菌が消化してくれるのです。

さらに人間は、いろいろな身体機能を発揮するため、ビタミン類も多く必要になりました。体内で合成できるビタミンだけでは間に合わないため、腸内細菌がその役目を一部受け持ちました。ビタミンB類や葉酸、ビオチン、Kという大切なビタミンは、腸内細菌が生成してくれているのです。

腸内細菌がいなければ私たちの脳は小さいままで、今のような高度で文化的な生活はできませんでした。脳が大きくなれたのは、腸内細菌のおかげなのです。

このように腸を中心としてそこから分離した生殖器を含めた「シモ」の世界には、私たちを健康にしてくれるさまざまなヒントが詰まっています。

第3章

腸内細菌が万能薬になる日

ウンチを求めて三千里

　私は、世界各地の人々がどんな生活や習慣を送っているかを知りたくて、若い頃から何年もかけ、世界の発展途上国を中心に70カ国以上を回りました。

　以前、南米ペルーの首都リマから、インカ帝国の遺跡クスコを訪ねたときのことです。

　飛行機を降りて遺跡行きのバスに乗り換え、出発したと同時に、私は急にお腹が張ってきて痛くて我慢ができなくなってきました。バスには外国人ばかりが乗っていて満員で、とても途中でトイレのためにバスを停める勇気が出ません。

　もちろんバスはオンボロで、トイレなどついているはずもありません。道はガタガタで、凹凸を乗り越えるたびにみんなの身体が跳ねあがります。私は冷や汗を垂らしながらも、なんとか腹痛を我慢し続けました。

　ふと横を見ると、医師団の一人として私たちと同行していた小児科の鈴木淳子先生（当時・東京女子医大）の顔も歪んでいます。額には大粒の汗が出ていました。

「先生、どうかなさったのですか?」

私が聞くと、鈴木先生は蚊の鳴くような小さい声で答えました。

「ウ……ウンコ……」

そんなやりとりのうちに、私の下腹部もますます膨張してきました。それでもまだ、バスを停める勇気が出ません。

全身の力を肛門に集中させてきっちりと封鎖し、頭は他のことを考えるためにバスの車窓から風景を見ようと努めますが、もう目には何も映らず、便器のことばかり頭に浮かんできます。次第に意識が朦朧《もうろう》としてきました。横の鈴木先生はダンゴムシのように小さく身体を丸め、うっすら涙を浮かべています。

私はこの切迫した状況についに耐えかね、満員バスの中、運転手に向かって大声で、「ストップ、ストップ!　ウンコ!　ウンコ!!!」と叫びました。

そうすると、スペイン語しかわからないはずの運転手が車を急停車させ、「ゴー!　ブッシュ」と、道路わきにある枯れ草ぼうぼうの空き地を指差したのです。

私は鈴木先生とともに一目散にそのブッシュの中に駆け込みました。遠くから野良犬が2、3匹駆け寄ってくるのがチラッと見えたのですが、何よりも自分のズボンをおろして臀部《でんぶ》を露出するほうが先でした。

近くには、麗しき当時30代の未来輝く女医である鈴木先生の白い臀部がありましたが、それも気にかけている余裕なしで、私は封鎖していた肛門を一気に開放しました。

すると、あんなに痛かった私のお腹は大量のガスが溜まっていたのが原因だったようで、大音量の放屁《ほうひ》とともにすっきりし、途端に爽快な気分になりました。

バスは山をぐんぐん登って、かなり標高の高いところまで来ており、持ってきたお菓子の袋は膨らんでパンパンになっています。そうです、私のお腹もこれと同じ現象で、腸内でガスが膨張し、お腹が張って痛くなっていたのです。

……と、茂みの中でしゃがみながらひとり納得していると、隣にいたはずの鈴木先生が、「ギャー!」という悲鳴とともに、お尻丸出しでブッシュから飛び出してきました。

さきほど近づいてきていた野良犬が、鈴木先生のお尻をなめたのです。

それを遠くから見ていたバスの乗客は騒然となりましたが、私はブッシュの中で「ある物」を見つけて興奮していました。

このブッシュの中には、ペルー現地人がしたと思われる大きな便がたくさんありました。今まで日本では見たことのないそのモノの大きさに私は驚愕し、中でもいちばん立派なモノを携帯していたシャーレにこっそり入れ、何食わぬ顔をしてバスに乗り込みました。

鈴木先生も野良犬に追いかけられてバスの周りをぐるりと一周したのち、何とか無事に車内へ戻ってきたので、バスはまたガタガタの道を、何事もなかったかのように走りだしました。

バスの乗客の男性たちは、鈴木先生の白いお尻に惹かれたのか、車内へと戻ってきた彼女に群がり、猛烈にアタックし始めました。彼女もまさかこんな場面でモテモテになるなんて思ってもいなかったと思います。女性のお尻は、最大のセックスアピールなのです。

私はというと、大勢の乗客にお尻を見られて落ち込んでいる鈴木先生をなぐさめることもせず、さきほど手に入れた黄金色の立派な便について考えていました。日本人が失いかけている健康の秘密が、ここに隠されていると確信を得たのです。

ウンチと自殺と×××の不思議な三角関係

私はこのとき、日本の外務省の依頼を受けて、中南米諸国の医療事情の調査に来ていました。調査を依頼された医師は総勢5名で、感染症、消化器科、内科、産婦人科、小児科などの専門の医師たちで構成され、私はその医師団の団長を任されました。訪問した国は南米のブラジルから中米のメキシコに至る十数カ国に及びました。

私の役目は医師団の団長として、旅の調整や訪問先の医療機関との連絡が主だったのですが、個人的には各地で出会う民族の便調査に興味がありました。

私はその調査に、「どの民族のウンチがいちばんデカいのか」という研究目的を密かに掲げていました。ほとんどの医師や研究者が嫌がり、くだらないと言って一顧だにしないような研究目的にこそ、われわれの健康の秘密が眠っているのではないかと考え、それをとことん追求してみたかったのです。

旅では各地をまわって民族の便を集め、その大きさを測ってみました。その結果、総じて中南米の人々の便は大きいことに気づきました。なかでも、もっとも大きい便を出しているのは、メキシコ人だったのです。

調べてみると、メキシコ人は世界でもっとも多くの食物繊維を摂取していることがわかりました。メキシコ料理ではインゲン豆やトウモロコシを利用することが多く、一人当たり一日平均で93・６グラムも摂っているのです。これは、日本人の食物繊維摂取量の約８倍です。

食物繊維は腸内細菌が好んで食べる餌なので、食物繊維を多く摂ると腸内細菌も増えます。便の固形成分は60％が水分、20％が腸内細菌とその死骸、15％が腸粘膜細胞の死骸、残り５％が食べカスです。つまり食物繊維を多く摂れば腸内細菌も増え、便が大きくなるというわけです。

大きな便をしている国はメキシコのほか、ポルトガル、ギリシャなどでした。これらは食物繊維の摂取が多い国なのです。加えて驚くべきことに、大きな便をしている国の国民は、総じて自殺が少ないのです。

ＷＨＯの統計によると、２００８年のメキシコの自殺率は10万人当たり４・２人です。対して2009年の日本の自殺率は10万人当たり24・4人であり、自殺率は6倍にものぼります。

ちなみに、2006年にデュレックス社が行なった世界各国の性交頻度と性生活満足度に関する調査によると、メキシコは週1回以上の性交割合が71%、性生活の満足度割合が63%でした。これに対して、日本は、週1回以上の性交割合が34%、性生活の満足度割合が15%で、特に性生活の満足度は圧倒的に劣ります。

便の大きさと自殺率、性生活の満足度の不思議なトライアングルには、人間が健康かつ快適に生きるためのヒントが含まれているのです。

私は「毎日すっきりと出る大きな便は、人を身体的・精神的に健康にするのではないか」と考えました。

うつ病や自殺を防止する腸内細菌

自殺の原因はこれまで貧困や格差社会にあるとされ、成果主義を求める現代社会に特有なものとされてきましたが、私は腸内細菌の減少にも原因があると考えています。

食物繊維の摂取量が多い国において自殺者が少ないという事実から、食物繊維摂取の量に比例して増えた腸内細菌の働きが自殺を防いでいる可能性があると推測できます。

私たちの脳ではドーパミンやセロトニンが、幸福を感じる脳内伝達物質として役目を果たしています。

精神的に悩んでいる人の脳内セロトニン量は、極端に減少しているといいます。セロトニンは食物中からトリプトファンというアミノ酸を摂取しないと合成できません。

しかし、いくらセロトニンの前駆体であるトリプトファンを大量に摂取しても、腸内細菌がバランスよく十分に存在しないと、トリプトファンを分解することができず、脳内でのセロトニン合成が鈍るのです。

また、セロトニンの合成にあずかるビタミンB、ナイアシン、葉酸などのビタミンを産生しているのも腸内細菌です。

腸内細菌に食物繊維を添加すると、ビタミンB群の合成が増強されることがわかっています。このビタミンB群もセロトニンの合成に必要なのです。

世界でもっとも多くの食物繊維を摂っているメキシコ人の腸内細菌は食物繊維の摂取量に伴って多いと思われます。その豊富な腸内細菌がセロトニンの前駆体を作って脳に送っているのです。したがって精神的に落ち込みにくく、自殺する人も少なくなるということになります。

つまり、食物繊維を多く摂ることは、自殺を防止するということになるのです。

残念ながら減り続ける日本人の糞便量

日本は先進国の中で、イギリス、オランダ、スウェーデンに並んで、自殺率が高い国のひとつです。そして、先進国ほど便が小さくなっているのです。

戦前、日本人の便の重さは一日一人当たり350〜400グラムくらいありました。それが現在では、150〜200グラムまでに減っています。腸内細菌もおよそ半分に減っており、腸内細菌の餌である食物繊維の摂取量も、戦争直後は一人当たり27グラムあったのが、現在では12グラムとなっています。

食物繊維の研究をしている兵庫県立大学の辻啓介名誉教授によると、太古のアメリカ先住民族の糞便には、麦わらや羽毛、種子などが混じっており、一日分の糞便の量が800グラム、繊維質だけでも150グラムもあったということです。

辻教授は、日本人の糞便量が戦後約70年間でとても少なくなったのは、日本人の食生活が欧米化した結果、食物繊維の摂取量が極端に少なくなったからだろうと述べています。

特に、若年齢層の野菜不足は深刻で、便秘で悩んでいる20代女性の場合、一日の糞便量が80グラム程度しかなかったという報告もあります。

便が小さいということは、腸内細菌数の減少と、腸内粘膜の新陳代謝が悪化しているということです。このような状態では、腸内でアミノ酸分解とビタミン合成がうまく働かず、セロトニンの前駆物質を脳に送ることができなくなります。

自殺率を抑えるためには、まったく関係ないようで密に関係がある「便」を大きくする必要があるのです。

肥満症を治す画期的な方法

２００６年、ワシントン大学のＪ・ゴードン教授は、太ったマウスから採取した腸内細菌を別のマウスに植えつけたところ、ふつうの体格のマウスから採取した腸内細菌を植えつけた場合に比べ、同じ量の餌を食べているにもかかわらず、肥満になりやすかったという報告をしています。つまり、肥満の人が持つ腸内細菌叢は、ちょっと食べただけでますます人を太らせる効果があることがわかったのです。

太ったマウスの腸内細菌を調べてみると、日和見菌のうち「フィルミクテス門」のものが多く存在していました。また、痩せたマウスの腸内細菌には「バクテロイデス門」のものが多く存在していました。

フィルミクテス門の腸内細菌は、口から入ってきた栄養素を溜め込む作用があり、少ししか食べていなくても太ってしまうのです。一方、バクテロイデス門の腸内細菌は、栄養素が入ってきてもほとんどエネルギーとして使ってしまいます。

腸内細菌のうちフィルミクテス門は、太ったヒトの腸内に多く存在します。高カロリー食を摂取すると脂肪の吸収効率が最適の状態に分解し、腸壁はぐんぐん脂肪を吸収します。

反対にバクテロイデス門は、痩せたヒトの腸内に多く存在しています。フィルミクテスよりも脂肪分解能が低い腸内細菌で、腸壁の栄養吸収率も低くなります。

ですから一度太ってしまうと、ちょっと食べすぎたくらいで一層太ってくるのです。反対に、痩せた人は少々多く食べても太らないというわけです。

人間でもマウスと同じ研究結果が得られています。アフリカ原住民と典型的な都市生活をしているイタリア在住者を対象に、それぞれ健康な子どもの腸内細菌叢を比較した研究があります。

それによると、高食物繊維・低カロリー食で育ったアフリカ原住民の子どもの腸内細菌叢では、バクテロイデス門に属する細菌が優勢だったのに対し、低食物繊維・高カロリー食で育ったイタリアの子どもでは、フィルミクテス門に属する細菌が優勢でした。

また、アフリカ原住民の子どもの腸内細菌叢は細菌の種類と数が多く、善玉菌優位の腸内環境を形成していました。

つまり、バクテロイデス門の腸内細菌を増やせば太らない体質になれるわけです。どうすればそんなことが可能になるのか、みなさんがいちばん知りたいところかもしれません。

この二つの腸内細菌は、善玉か悪玉かというよりも、栄養摂取状態で増殖のバランスを変化させ、栄養吸収効率を左右する菌なのです。だから、高糖質・高脂肪の食品を摂ればフィルミクテス門が増え、低糖質・低脂肪の食品を摂ればバクテロイデス門が増えてくるのです。

あなたが今、太りやすくなる食べ物ばかりを欲しているとすれば、お腹の中にはフィルミクテス門が優勢の腸内細菌叢を持っているのかもしれません。しかしあなたに「どんなことをしてでも痩せたい！」という願望があるならば、ひとつ可能性のある方法があります。

それは他人の便、または健康なときの自分の便を自分の腸内に移植することです。「汚い！」なんて毛嫌いしていると、流行に乗り遅れるかもしれません。じつはこの

「便移植」という方法は、最新の医療として現在注目されつつある治療法なのです。

便微生物移植の臨床試験

では「便移植」とは、いったいどんなものなのでしょう。

１９８４年、スウェーデンのウプサラ大学病院Ｓ・アンナ博士らの研究では、クロストリジウム・ディフィシルという菌の腸管感染症を繰り返している患者の腸内に新鮮な便を注入したところ、腸炎が改善されたという報告がありました。

またその後には、２０１３年1月の「ニューイングランド・ジャーナル・オブ・メディスン」に掲載されたものがあります。オランダのアムステルダムにあるアカデミックメディカルセンターのＥ・Ｖ・ノッド博士が、クロストリジウム・ディフィシル感染症の再発患者42人を対象に、健常ドナーの便を十二指腸へ注入したところ、81％が初回の注入で回復したと報告しています。

クロストリジウム・ディフィシル感染症は、免疫機能が低下している人たちの間で発生することが多く、特に抗生物質を使用している人に頻発します。抗生物質により腸内細菌叢のバランスが崩れ、抗生物質に強いクロストリジウム・ディフィシルが腸内で勢力を伸ばして毒素を産生し、下痢、発熱、食欲不振、腹痛、吐き気などの病状を発生させると考えられています。また、一度この感染症にかかると、再発を繰り返す人も少なくありません。

アメリカでは毎年、この感染症により約1万5000〜2万人の患者が死亡しているとの深刻なデータもあります。この厄介な腸炎が、新鮮な便の注入によって劇的に治癒したことから、「便移植」が注目を集めているのです。

さすがに人の便を直接自分の腸に入れることをためらう人が多いと思われるため、最近の研究では、ヒトの大便から抽出した腸内細菌のカプセルを服用するという手法がとられているようです。これは2013年10月の「ネイチャー」で、カナダにあるカルガリー大学のT・ルイ博士らが発表しています。

カプセルは患者ごとに作られるオーダーメイドです。健康な家族にドナーとなってもらい、便を遠心分離器にかけたのち腸内細菌を抽出して、それらの細菌をゼラチンでコーティングし、胃の中で消化されないよう工夫されています。このカプセルを服用した患者を1年間追跡調査した結果、31人中30人はカプセル服用後に感染症の再発をせず、嘔吐《おうと》や腹痛などの副作用もみられませんでした。

ただしこれらは作成のプロセスが煩雑で、カプセルは患者それぞれオーダーメイドということもあり、創薬のコストがかなり高いため、残念ながらだれもが利用できるまでにはまだ至っていません。

しかし腸内細菌が腸管疾患以外に、自閉症やパーキンソン病などにも関わっているという研究が明らかになるなど、研究内容もどんどん進化していて、腸内細菌の移植が治療の選択肢の一つとなる日も近いかもしれません。すでに述べたとおり痩せた人と太った人の腸内細菌叢が異なっていることから、「便移植」によって、太り気味になるのを抑えることも可能になるでしょう。

日本では、慶應大学病院が便微生物移植の臨床試験を行なっているとの報告もあります。今後「お尻から出るスゴイヤツ」から目が離せません。

フンには隠れた価値が満載！

パンダやコアラが離乳食として母親の糞を食べていることは前に述べましたが、ウサギは自分が排泄した糞を食べることがあります。

ウサギの糞はふだんは丸くてコロコロとしていますが、あまり人目につかない深夜から早朝にかけての時間帯に、柔らかくてクリーム状の糞をします。ウサギはその糞を肛門から直接食べているのです。

大きな発酵容器であるウサギの盲腸部分にはたくさんの腸内細菌がいて、草に含まれるセルロースなどの繊維質を盲腸内で発酵させ、アミノ酸やビタミンB、Kなどの栄養素を作り出します。しかし繊維質は排泄を促す効果もあるため、せっかくの栄養素を含んでいる便は、結腸から肛門へと送られてしまいます。そこで、ウサギはその便を排泄すると同時に食べ、栄養素を摂り入れます。これができなくなると栄養障害になってしまいます。

ヒトの場合は腸内でほとんどの栄養素を吸収することができますが、ウサギはヒトと腸の作りが違うため、糞食をしなければ健康を保つことができないのです。ウサギは、人間界で研究が進んでいる「便移植」の一歩先を行っているといえるかもしれません。

さて、糞といえば、私はインドネシアで「コピ・ルアック」という、ジャコウネコの糞から取れるコーヒーを飲んだことがあります。数は少ないものの、日本でも飲めるところがあるようです。

このコーヒーは、ジャコウネコにコーヒーの実を食べさせることで消化酵素にさらし、また腸内細菌発酵を行なわせるというものです。糞とともに排泄されたその実をよく洗浄して焙煎したのちにコーヒーとして提供します。インドネシア国内でも希少価値のある、とても高価なコーヒーで気軽に飲めるものではないのですが、あるカフェでその名前を見つけた途端、好奇心からさっそく注文をしてみました。

うやうやしく運ばれてきたコーヒーは、カップこそ金箔張りの豪華なものでしたが、コーヒー自体の見た目はふつうです。おそるおそる飲んでみると、豆の深い香りを感じられるとても美味しいコーヒーでした。

それにしても、ジャコウネコの糞の中からわざわざ豆を取り出し、さらに処理に手間をかけてまでコーヒーを淹れるということを、最初に考えついた人の好奇心には恐れ入ります。

調べてみると、タイではゾウの糞から取れる最高級コーヒー「ブラック・アイボリー」というのもあるそうですが、ぜひいつの日か飲んでみたいものです。

これらの例が示すように、私たちが思っているよりも、フンには隠れた価値が満載です。この「お尻から出るスゴイヤツ」を活用しない手はありません。病気かどうかがわかったり、うつ病を治したり、肥満を防いだり、薬になったり、ついにはコーヒーの味さえも良くするこの宝物を、私たちは秘め事にすることなく、恥じらうことなく、もっと常日頃からオープンに語り、活用していいと思うのです。

第4章 命の色「赤」がもたらす健康の極意

若返りの町「巣鴨」の秘密

この章では、ボトムアップのアプローチから、ホルモンにまで話を進めていきたいと思います。

私は医学生のころ、東京の滝野川という土地に住んでいました。巣鴨が近くなので、よくチンチン電車の都電を使って、とげぬき地蔵をお参りに行っていました。

そのころの巣鴨は、特に老人の集まる場所ではなかったと記憶していますが、いつの間にか「おばあちゃんの原宿」と呼ばれ、元気な老人たちが「若ガエル街」として大勢集まるようになりました。

そのとげぬき地蔵の近くに「マルジ」という洋品店があります。創立は昭和27年、当初は10坪足らずの店でした。「昭和」から、バブルがはじけ世界が混沌とした「平成」に時代が変わっていきましたが、マルジは巣鴨の中でジッと「幸福を生む店」を目指してきたということです。

そのお店は現在、地蔵通りに4店舗あるそうです。1号店と2号店は婦人衣料品、3号店は紳士衣料品で、4号店は世界初の「赤パンツ専門店」です。

私もこのことを知り、さっそくお店に出向いてみましたが、男女大人用、子ども用、さまざまな赤パンツが所狭しと並べられており、赤パンツの迫力に圧倒されて少々疲労感を覚えました。

日も暮れ、夕焼けに染まった赤パンツがさらにまぶしく映る夕刻、お客さんは次々と赤パンツを買い求めていました。特に人気は自分の干支が入った赤パンツのようで、はけばたちまち元気と幸福をもたらすそうです。

さて、この赤パンツは本当に元気と幸福をもたらすのでしょうか?

この変な疑問をいろいろな方面から調べてみたところ、実は赤には本当に、元気・幸福、そして朝立ち（?）までももたらす、知られざるパワーがあるようなのです。

赤色が持つ驚異の力

さて、「赤い色」は私たちにどんな影響を与えているのでしょう。

最近はテレビや新聞で、経済効果に大きく貢献しているご当地キャラがよく話題にのぼりますが、熊本県を代表するゆるキャラ「くまモン」が大ブレイクしたことは、みなさんの記憶にも新しいかと思います。この「くまモン」の人気の秘密が、じつは「赤」にあるというのです。

「くまモン」の生みの親は、NTTドコモ〝iD〟など数々のヒット商品・広告をプロデュースしている、グッドデザインカンパニー代表のアートディレクター、水野学氏です。

水野氏がキャラクターをデザインする上で気づいたことは、日本で人気が出るキャラクターは、顔に赤い丸がついているということでした。

たしかに言われてみれば、ピカチュウやドラえもん、アンパンマンなどの売れているキャラクターは、みんな顔に赤い丸があります。このことから赤色は人の注目を集める、秘密の色でもあるそうです。

ところで、私は大学時代、柔道部に所属してキャプテンをしていました。そのころは柔道着といえばすべて白でした。しかし、いつの間にかカラー道着が作られて公認となり、試合でも使われるようになったのですが、青色の道着を着た選手のほうが、白色の道着を着ている選手よりも勝率が高くなるという噂を耳にしたことがありました。このように色は、人間に大きな影響を与えるのです。

ここに、勝率と色についての興味深い研究があります。英国ダラム大学のR・ヒル博士らは、オリンピック大会でのボクシングやレスリングなどの試合を徹底的に調べあげたところ、赤サイドのほうが青サイドよりも10～20％ほど勝率が高いことを見いだしました。赤色のユニフォームやプロテクターを身につけることでも、やはり勝率が高まるということです。

色は、スポーツの成績だけでなく、学力や知的作業にも影響を与えています。

ブリティッシュコロンビア大学のズー博士らの研究では、文章のミス探しや説明書の重要事項を記憶するときは、赤色のほうが、成績が良かったということです。赤色は心理的に回避的な傾向を生み、警戒心を高めるといいます。したがって、極度の集中力が要求されるケースでは赤色が良いということです。

赤色には、人の精神状態や意識を微妙にコントロールする力があるようです。

男性ホルモンを分泌させる色

赤色のこのような効果をどう説明したらよいのでしょうか。

赤色は赤信号や赤インクの注意書きなど、警告のサインとして世界中で共通に使われています。一方、青色は空や海の色であり、平和や透明性の象徴となっています。

先に述べた赤色の実験において、ブリティッシュコロンビア大学のズー博士は、極度の集中力が要求されるケースでは赤色が、新しいものを創造したりする場合は青色が良いと述べています。

それでは、スポーツの成績はなぜ赤色が優位になるのでしょうか。

ヒル博士は「赤色は相手を無意識のうちに威嚇し、優位に立ちやすい状況を作るのではないか」と述べています。つまり赤色は、相手の士気を奪ってしまうのだというのです。

赤色と男性ホルモンの関係については、イギリスにあるサンダーランド大学のD・ファレリー博士らの研究があります。この研究では、自分の好きな色として赤色を選んだ男子学生は、青色を選んだ男子学生に比べ、男性ホルモンの一種である「テストステロン」値のレベルが高かったことを発表しています。

私は、男性が赤いパンツをはいて元気になるのは、テストステロンの分泌量が増えるからではないかと考えています。赤いパンツを買い求める巣鴨のお年寄りが元気なのは、テストステロンの分泌量が増えたからかもしれません。

さて、パンツに限らず、赤色のグッズを身につけたり、赤いスポーツカーに乗るとテストステロンの分泌量が増えるという実験結果もあります。

カナダのモントリオールにあるコンコルディア大学の研究では、39人の若い男性に、ピカピカなオープンカーの赤いポルシェと、16年落ちのポンコツなトヨタカムリにそれぞれ乗ってもらい、1時間前後の唾液中にあるテストステロン値を調べました。

すると、ポンコツ車に乗ったときはテストステロン値が低いレベルのままだったのが、ポルシェに乗ったときにはテストステロンはずっと高い値を維持していました。

この研究に関わったG・サアド教授は「ポルシェのような速くて派手な車に乗ることは、女性に自分の野性をアピールするための、孔雀の羽根のようなものです」と語っています。

また、アカゲザルを使った実験ですが、排卵期のメスは、人工的に顔の赤みを濃くしたオスを選ぶことがわかっています。赤みが濃いというのは、テストステロンの作用で作られるオスの性的な装飾で、孔雀の羽根と同じような作用をするものです。これはオスが支配的な地位にあることを示すためのものだといえます。

赤色は血色と言われるように健康状態を表すため、血圧や脈拍、体温が上昇して興奮していますよ、と伝えることのできる、宣伝効果抜群のエネルギッシュな色なのです。

つまり、赤色を身につけ女性の前でその野性味あふれる姿をさらして優位に立ち、勝負に勝った気分になることで、テストステロンの分泌量が増えるということなのです。

ホルモンは「刺激する」

17年間も巣鴨の「赤パン館」が存続して栄えているのは、テストステロンの分泌量を増やしたいお年寄りが多くいるからかもしれません。

断っておきますが、テストステロンは男性だけでなく女性も持っており、若さを保つにはやはり必要なものです。

テストステロンなどの性ホルモンの他、成長ホルモンや睡眠ホルモン、脳内ホルモンなどのこれらのホルモンは、私たちが若々しく、健康で生きるためにはとても大切なものです。ホルモンは男を鍛え、女を育み、アンチエイジングで重要な働きをする、微量しか分泌されないけれども重要な働きをしているのです。

ところで、これまで述べてきた生理的活性物質の総称である「ホルモン」という名は、ギリシャ語で「刺激する」を意味する「hormaein」から来ており、イギリスの生理学者であるW・ベイリスとE・スターリングによって、20世紀初頭に命名されました。

ちなみに内臓肉料理も「ホルモン」と呼ばれ、関西地方の方言で「捨てる物」を意味する「ほおるもん（放る物）」を語源とする説もありますが、どうやらこれは俗説のようです。実際は臓物料理の印象を良くするため、ヒトの体内で働くホルモンにあやかって名づけられたようで、昔の人も、生理的活性物質のホルモンが人間に重要な役割を果たしていることを知っていたのかもしれません。

私の人生を変えた、ほろ苦い〝ホルモン〟

さて、ホルモンが非常に大事なものであることがわかってきたところで、ホルモンにまつわる、私の人生を大きく左右したエピソードを紹介しましょう。

私は三重県多気郡明星村（現・明和町）という、とても辺ぴなところで高校生活を送っていました。小学校、中学校のころまでは、昆虫をとったり魚をとったりして遊んでばかりいましたので、成績はとても悪かったのです。

しかし、高校に入ったころ、このままで大丈夫かと急に不安になりました。家もない、車もない、テレビもない、国立療養所の官舎で、親父といえば給料をほとんど自分だけで使ってしまうような人でした。

自分がしっかりしなければこの世に生きられないと思いなおし「あんなに遊んでばかりいる親父みたいな医者なら、私にだってなれるだろう」と考え、医師になることを決意しました。

そのことを高校の担任に話すと、先生はほとんど卒倒しそうに呆れかえり「こんなひどい成績のお前には絶対に無理だ。家にはお金もないだろうし……」と私を憐れみの目で見つめました。

ショックを受けた私はその日から、医学部に合格することのみを目指してガリ勉を始めました。当時、旺文社から『赤尾の豆単』という小さな英語の参考書が出版されていました。私は「A」の単語から順に丸暗記し、覚えたページはヤギのごとく破って食べました。「飲み込むと忘れない」と勝手に自分で信じていたからです。

しかし、「S」の単語くらいまで到達すると、ひどい便秘になりました。ここでやっと身体に悪いと気づき、辞書を食べるのをやめました。したがって現在も、「S」からあとの単語は覚えていません。

明星村から近鉄電車で15分も乗ると松阪市があります。松阪は「松阪牛」で有名ですが、私の家は貧乏だったので到底食べることはできず、もっぱら「ホルモン」と呼ばれている牛の内臓を煮たり焼いたりした物が食卓に上がっていました。

私は2年間のガリ勉が功を奏し、高校1年生では850名中600番くらいだった成績が、3年生のときにはクラスで1〜2番を取れるようになりました。旺文社の模擬テストでは、東海三県で100番以内に入るようにもなり、担任の先生から「藤田、東大に入れるかもしれないよ」と言われました。

私は嬉しくて、東大一本に絞って受験しました。そのときの生物の受験問題の中に「ホルモンについて書け」という問題が出たのです。

私はいつも食卓に並ぶホルモン煮を思い出し「男性ホルモンを食べると男らしくなる。女性ホルモンを食べると女らしくなる」と自信を持って記入し、合格発表の日を待ちました。

案の定、結果は見事に不合格で、1年後に再度大学受験をすることになりました。理系大学入試にこんなばかげた回答をする生徒など入学させるはずもないですが、今でも「ホルモン」の文字を見るたびに思い出す、淡く苦い思い出です。

男性ホルモンと女性ホルモンはここが違う

私たちを若々しく、元気にさせる代表的なホルモンとして、男性ホルモンや女性ホルモン、成長ホルモンが知られています。

「男性ホルモンを食べると男らしくなる」のは間違いだとして、ではこれらのホルモンは何からできているのでしょうか。

男性ホルモンの代表格としてテストステロンがあります。男性の場合、テストステロンの多くは睾丸《こうがん》から分泌されますが、ほんの少しだけ副腎からも分泌されています。また、女性には男性ホルモンは関係ないと一般的に思われていますが、女性でも卵巣や副腎から男性の1割程度のテストステロンが分泌されています。

テストステロンの原料はコレステロールです。コレステロールはＤＨＥＡ（デヒドロエピアンドロステロン）やアンドロステンジオンなどに変化し、テストステロンになります。この三者を総称して、アンドロゲン、つまり男性ホルモンと呼んでいます。

一方、女性ホルモンは大きくエストロゲン（卵胞ホルモン）とプロゲステロン（黄体ホルモン）の2つに分けられています。

エストロゲンは子宮内膜を増殖させ、プロゲステロンは増殖した子宮内膜を受精卵が着床しやすい状態に整えます。2つの女性ホルモンがバランスよく分泌されることで、子宮内膜の状態は一定周期で変化し、女性の身体のリズムが作られていきます。

これらの女性ホルモンの原料は、やはりコレステロールです。コレステロールは女性ホルモンの一種であるプロゲステロンになりますが、エストロゲンはじつは男性ホルモンであるDHEAやアンドロステンジオン、テストステロンなどのアンドロゲンから合成されます。

じつはこれらの男性ホルモンは、女性の身体にもエストロゲンの10倍以上も存在しています。それなのに女性が男性化しないのは、エストロゲンがしっかり作用しているからです。

しかし、女性ホルモンのプロゲステロンは、ストレスがかかるとコルチゾールやコルチゾンといったストレスホルモンに変化してしまいます。したがって、ストレスによりプロゲステロンはもちろん、そこから本来変化するはずであったエストロゲンの分泌量は減ってしまうことになります。

こうして女性ホルモンの分泌量が減って男性ホルモンのアンドロゲンが優位になりすぎると、わき毛、口の周りなどの体毛が濃くなるなど、男性化が起こることもあるのです。

中年以降、オジサン・オバサン体型に変わるのはなぜか

男性ホルモンのテストステロンの役割について、もう少し詳しく解説してみましょう。テストステロンは、男を男たらしめるべく作用しています。男性は母親のお腹の中で、受精後2～3週目と出産直前の胎児期にテストステロンを大量に浴びることによってできあがります。このとき、男性器と脳が作られます。

テストステロンは男性器の発達や、骨格および筋肉の増強、体毛の増加や思春期の声変わり、そして性欲にまでじつに幅広く作用しています。また、テストステロンは思春期で急に分泌量が増え、30代前後からは緩やかに減少していきます。

男性も女性も、中年以降、脂肪が目立つオジサン・オバサン体型に変化するのは、テストステロンなど男性ホルモンの分泌量が減ったことと、運動不足が原因と思われます。

筋肉と脂肪は同じ間葉系幹細胞から作られています。そこに運動や男性ホルモンの刺激が加わると、筋肉増強が促進されます。

しかし、それがないと、タンパク質が増える代わりに脂肪が増えてしまいます。運動して身体を動かせば、カロリーが消費されるのはもちろん、負荷のかかった骨や筋肉を再生しようとして、テストステロンの分泌が促されるのです。

このテストステロンは外から人工的に入れるのではなく、何歳になっても身体の中で作り出せることを知ってほしいと思います。テストステロンを増やすには、原料のコレステロールを適量摂ることと、つねに運動することが重要です。

そのコレステロールが作られているのは肝臓で、脂質、糖質、タンパク質を原料としています。肝機能が低下すると、当然コレステロール値は下がります。

肝機能低下はビタミンＢ群や鉄分の不足のほか、アルコールの飲みすぎなどでも起こります。コレステロールが作れないと体内のホルモンがうまく分泌されず、免疫力も落ちてしまいます。男性ホルモンを増やすには、運動の他、睡眠、節酒、食事の４つを意識すればよいのです。

男性ホルモンの分泌を促す栄養素としては、亜鉛やアリシンがよく知られています。亜鉛は牡蠣やウナギ、牛もも肉、キャベツ、チーズやレバー、大豆などに多く含まれています。特に牡蠣は１００グラム当たり13ミリグラムの亜鉛が含まれています。

アリシンはニンニクやタマネギ、ネギ、ニラなどの香味野菜に多く含まれています。これらに含まれているアリシンは、単体で加熱すると栄養分が失われますが、豚肉などのビタミンB_1入りの食材と一緒に加熱すると、熱に強いアリチアミンという栄養素が出て、アリシンと同じような効果が期待できます。

男性ホルモン分泌の功罪

胎児期に男性ホルモンを多く浴びた人には特徴があります。「右手の人さし指と薬指の差」と「顔の作り」です。薬指が長い人、顔の左右のエラが張っている人は、男性ホルモンの値が高い傾向にあります。

母親の子宮の中でテストステロンをたっぷり浴びると、薬指が長くなるのです。逆に女性ホルモンを浴びると、人差し指が長くなるという研究報告があります。

改めて自分の薬指を眺めてみると、人さし指の長さは薬指の長さとあまり変わりありません。自分の顔を鏡で見てみても、左右のエラの幅は眉間から唇までの長さに比べ、特に長いわけではありません。

私は幼いころ、祖母や母親に叱られてばかりで育ちました。人間、褒められれば前向きになり、叱られれば気分が塞ぎます。テストステロン値も褒められることで増えるということが研究により報告されています。私が幼いうちにこのことを母親が知っていてくれれば……と非常に悔やまれます。

他にも、勝負に勝つ、または試合を観戦して勝利の喜びを分かち合うことでも、テストステロンの分泌量が増えることが報告されています。２００８年、アメリカではＢ・オバマとＪ・マケインの大統領選挙がありました。

両陣営の支持者１６３人を対象にしたテストステロン値を調べた結果、開票前はほぼ同じ値でしたが、オバマ勝利が決まった開票時には、マケイン支持者のテストステロン値がガクンと下がったということです。勝利の快感は、性ホルモンの分泌を促すのです。

ですから、たとえばデートでは応援するチームが勝ちそうな試合を彼女と一緒に観て、勝利の喜びを分かち合うことで、お互いのホルモン分泌が促され、良い結果を生むかもしれません。

また、テストステロンの分泌量は日内変動があり、朝が高くて夕方は低くなります。よく「夜の生活を鍛えるには、男性ホルモンを多く分泌すればよい」などと言われます。

たしかに男性ホルモンには性欲を起こす作用があり、脳下垂体や自律神経に働きかけることで精子を作る機能を高める作用があり、夜の生活を司るホルモンと言えるかもしれません。しかし、あとで詳しく述べますが、男性ホルモンの分泌量が多すぎると、精力が弱くなったり、短命になったりすることもあるので注意が必要です。

また、男性ホルモンが多すぎると薄毛になります。髪の毛が生え替わるとき、頭皮の毛母細胞は毛細血管から栄養を摂って新しい髪の毛を成長させます。この毛母細胞の寿命を短くするのが、男性ホルモンが作用する際に分泌されるジヒドロテストステロン（DHT）です。DHTが増えるに従って髪の毛のサイクルは短縮し、男性型脱毛症になります。男性型脱毛症は、生え際や頭頂部から髪が抜けだすタイプのものです。

このように男性ホルモンは精力だけではなく、私たちにいろいろな影響を与えているのです。

加齢とともに減っていく女性ホルモン

女性の身体が柔らかく丸みを帯びているのは、女性ホルモンの作用があるからです。

また、あなたの彼女や妻がイライラしているのは、機嫌が悪いからではなく、女性ホルモの影響があるのかもしれません。

女性ホルモン「エストロゲン」は肌や髪の毛、爪などの張りや潤いを保ち、コラーゲンの生成を促進します。

一方、女性ホルモン「プロゲステロン」は体内の水分量や食欲、基礎体温などのコントロールをしています。プロゲステロンの分泌量が多い時期にむくみが出たり、吹き出物が出たり、食欲がやたらに出るのはそのためです。

女性がイライラするのは、エストロゲンの分泌量が下がり始めて、プロゲステロンの分泌量が高まり始める時期で、イライラの他、憂うつ、倦怠感といった症状が出ることがあります。これらの症状をまとめてＰＭＳ（月経前症候群）と呼びます。

ちなみに、エストロゲンやプロゲステロンの分泌量は、一生涯でわずかティースプーン一杯程度です。女性の神秘的な身体の機能は、このようなごく少量のホルモンで保たれているといえます。

ですから女性にストレスがかかると、生理が止まってしまうことがあります。ストレスによりストレスホルモンが分泌されるため、本来女性ホルモンとして働くべきプロゲステロンやエストロゲンが減り、ホルモンのバランスが崩れて生理が止まってしまうのです。

また、20代、30代で骨粗鬆症が増えているといいますが、これは過度なダイエットや偏食により、エストロゲンが不足しているからだと思われます。

ほかにも、寝つきが悪くなるのは、睡眠不足が重なってエストロゲンが減り、増えたプロゲステロンが体温を高めてしまうからです。

これらの女性ホルモンは、25〜35歳ごろにもっとも多くなり、40歳ごろから急激に分泌が減り始め、50歳前後の閉経で限りなくゼロになります。その後は女性ホルモンの原型であるDHEAの分泌に頼っていかなくてはなりません。

女性ホルモンのエストロゲンや男性ホルモンの原料となるのは、前述したDHEAです。しかし、DHEAの分泌量も加齢とともに減り続けていくのが問題です。思春期から20歳過ぎにかけて多くなりますが、加齢とともに分泌は減り続けます。

したがって男性も女性も、歳をとっても若々しく生活するためには、DHEAの分泌を増やすことに努めるとよいのです。

長寿ホルモン「DHEA」を増やし老化を遅らせる方法

ＤＨＥＡは、副腎や性腺から血中に分泌されているホルモンです。２００７年に米国の心臓病学会で、血中ＤＨＥＡ濃度の高い人たちは、長寿の傾向が高いことが発表されました。

ＤＨＥＡが皮膚に多ければ皮膚が若返り、脳に多ければ脳を活性化し、筋肉に多ければ筋肉を増強します。ＤＨＥＡは脂肪組織に働くので、メタボリック症候群の予防にもつながります。

このようにＤＨＥＡは、老化防止の代表的な指標として注目されてきましたが、その作用メカニズムについては、じつはまだ明確にされているわけではありません。わかっているのは、ＤＨＥＡが脂肪細胞に作用すると、インスリンの感受性が高まって糖の取り込みが増加することや、タンパク質を同化して筋肉を増強させることなどです。

それでは体内のＤＨＥＡを増やし老化を遅らせるには、具体的にどうすればよいのでしょうか。

まずは食事の工夫です。納豆を食べるとＤＨＥＡの分泌量が増えます。なぜなら納豆に含まれているイソフラボンがＤＨＥＡの材料になるからです。もう一つ、イワシを食べることです。イワシに含まれているセレンが副腎を活性化して、ＤＨＥＡの分泌量が増えるのです。

二つ目の工夫は、適度の運動です。気持ちが良い程度のウォーキングでも、室内でできる簡単な体操でもいいのです。高齢者に30分ぐらいの軽めの運動をしてもらい、運動前後のＤＨＥＡを測定したところ、運動前に５５０μg／dlであったＤＨＥＡ値が、６５８μg／dlまで増加したというデータがあります。

三つ目の工夫は、生活の中で過剰なストレスがかからないようにすることです。ストレスが多く身体に作用すると、まず交感神経を刺激してアドレナリンを放出させ、免疫反応を低下させます。次に脳の視床下部に影響が及び、それが副腎を刺激します。副腎はストレスに非常に弱い臓器です。ストレスを受け続けていると副腎が弱ってきて、Ｄ

HEAが分泌できなくなってしまうのです。

少しの工夫で活き活きとした更年期が過ごせる

一生でたったティースプーン一杯程度の女性ホルモンの分泌量は、50歳を過ぎると急速に減っていきます。男性ホルモンは60歳を過ぎてもまだかなり分泌されていますが、女性ホルモンは閉経とともに一気に減少してしまうのです。

では、女性ホルモンの分泌量減少をなるべく抑えるには、いったいどうすればいいのでしょうか。

女性ホルモンを増やすことはそう簡単なことではないですが、それと似た成分を食べ物から摂取することは可能です。その代表格が大豆に含まれているイソフラボンです。

これはエストロゲンと似た作用があり、大豆を摂ることによって女性ホルモンのバランスの乱れや、更年期障害の諸症状改善がみられることが多いのです。

女性ホルモンのバランスアップには運動が大切です。特に、卵巣や子宮の近くにある骨盤のゆがみが生理不順などの症状を引き起こすことが多いと言われており、ピラティスやヨガなど、内臓筋を鍛える運動が効果的です。

また、男性と同じように、女性ホルモンの分泌を促す色があります。

ピンク色を見ると「脳が女性ホルモンの分泌を促す」という研究があったり、出産後もピンクの下着を身につけると、産後の肥立ちが良くなると言われたりしています。

こんな実験結果もあります。同じ年齢である二人の女性に、一人は水色のカーテンや水色の壁紙、水色の小物を揃えた「水色の部屋」で生活をしてもらい、もう一人にはピンク色のカーテンにピンク色の壁紙、ピンク色の小物を揃えた「ピンク色の部屋」で生活をしてもらいました。それぞれの部屋で1カ月間過ごしてもらい、その後、それぞれの肌年齢を測定したそうです。

結果は「ピンクの部屋」で生活をした女性のほうが、肌年齢が若返っていたということです。

また「恋をする」「ときめきを感じる」と、やはり女性ホルモンが分泌されます。

他にも「笑う」と美しくなるのは、ストレス時に分泌されるコルチゾールなどのストレスホルモンを減らし、その減った分が女性ホルモンの分泌に代わるからだと言われています。

男女とも、このような少しの工夫で活き活きとした更年期を過ごせるならば、少々眉唾ものでも試してみる価値があるのではないでしょうか。

第5章

「長生き」と「健康的な生活」の間のバランス

したい？したくない？

もう聞き飽きるほどにメディアで叫ばれ続けているのが「男子の草食化、女子の肉食化」です。このまま晩婚や未婚が進んで出生率が上がらなければ、日本の総人口は２０７０年には現在の半分になるとの推計も出ています。

さて、出生率について語るには、まず現在の日本人の性事情についてよく考えなければなりません。

２０１３年1月、コンドームメーカーの相模ゴム工業は、47都道府県の20～60代の男女を対象にした1万４１００人規模のアンケート調査を行ないました。この調査結果は、相模ゴム工業のホームページに見やすくまとまっています。

これによると、未婚、かつ交際相手・性交相手がいない人のうち、「性交をしたい」と回答したのが全体の68・０％でした。性別では男性の83・０％に対し、女性は43・４％となりました。そして「性交はしたくないけど交際相手はほしい」という人は全体の

36・９％おり、特に20代女性が62・５％、30代女性が58・６％と多い傾向にあると出ています。

次に、既婚者・交際相手がいる人のうち性交頻度が少ないと答えた人に対して、「もっと性交をしたいと思いますか」という質問には、男性の75・２％が「したい」と回答しているのに対し、女性は35・８％となっています。

全世代を通して男性の「したい」願望は女性を上回り、歳を経るごとにその差は広がっていくとのことです。

どうしてこんなに「したい」願望の差が開いていくのでしょうか。

このことについて考えているとき、読売新聞の「人生案内」欄に、次のようなお便りが載っていました。

「夫婦生活　夫の要求がつらい」

結婚10年目になる30代前半の主婦。年上の夫との性欲の差に悩んでいます。

夫は性欲が強く、毎晩求めてきます。私は20代で２人目を出産してから、性欲がほとんどありません。家事と子育てとでくたくたで布団に入ったらすぐに寝たいのです。あまり断るのも申し訳ないので、週に5日は応じていますが、不満なようです。イライラして子どもに当たります。「他の女性とはしないから拒まないで」とも言われました。

夫は仕事は真面目で育児も協力的。とても感謝しているし、夫を愛しています。しかし、性欲はわきません。ふれあっているだけで、十分に満たされます。手をつないで眠るだけで幸せ。一緒にいるだけでいいのです。

夫の求めに渋々応じているのが悪く、義務のようでつらいです。私も夫と同じ気持ちで求め合いたいのです。

友人から薦められ、官能的な本や映像を試しましたが、効果はありませんでした。心と体が比例しなくて悲しいのです。恥ずかしいのですが、長年悩んでいます。（東京・I子）

このお便りは、性交願望の差を女性目線から訴えている一つの例でしょう。夫のことは好きで性欲に応えてあげたいけれど、どうしても拒否してしまうつらさが伝わってきます。

どうして男は「したい」のに、女は「したくない」のか。このことについて、ホルモンの働きと心理の観点から探ってみたいと思います。

男心と女心は、永遠に平行線

私たちが電車の中吊りで目にする週刊誌の見出しは、ターゲット層が男か女かで大きな違いがあります。

男性週刊誌の場合……「死ぬまでセックス」「女性が反応する体位」

女性週刊誌の場合……「イイ男の攻略法」「セックスでキレイになる」

という具合に、異性への強い関心は共通ながらも、具体的内容が大きく違うことに気がつきます。

英国の医学雑誌「ブリティッシュ・メディカル・ジャーナル」に、「発情し、性交すると長生きする」という研究が掲載されましたが、この研究結果も男と女の違いを端的に表しています。

ブリストル大学などの研究チームは、45歳から59歳までの918人を対象にオルガスムスの回数と死亡率を10年にわたって調べたところ、「オルガスムスの回数が多ければ多いほど死亡率が低くなる」という結果が出たのです。

しかし、女性は「回数」よりも「満足度」に長生きとの相関関係が現れたそうです。男は数、女は満足度というのが研究でも証明されたのです。

男性と女性との違い、それは外見だけでなく、ホルモンや脳内伝達物質などの化学物質の作用や分泌量からも垣間見ることができます。

恋愛という現象は、ドーパミン、セロトニン、オキシトシン、テストステロン、エストロゲン、アドレナリン、ノルアドレナリンなどの化学物質が分泌して脳などに作用することでも説明できます。

たとえば、性欲が高まって肉体的な満足が欲しくなるのは、テストステロンやエストロゲンといった性ホルモンの作用です。性欲が高まっているときに大量に分泌されるドーパミンは、テストステロンの生成を促します。

また、性交したいという衝動を引き起こすテストステロンは、男性のほうが女性よりも10～20倍も多いといいます。

これに対し、性的に高まっている女性に多くなるのはオキシトシンです。

オキシトシンは男女ともに分泌されますが、「抱きしめホルモン」という異名通り、女性が性交後に抱きしめられるのが大好きなのは、このホルモンが大量に分泌されているからであり、逆に男性がコトのあとにそそくさとベッドを出たがるのは、オキシトシンが射精と同時に低下してしまうからです。

また、体内のオキシトシン量は男性より女性のほうがもともと30％ほど多いため、女性は恋に落ちると周りが見えなくなり、その愛着が時に病的なほど相手に対する執着となります。

男の欲求はといえば、大きく分けると二つで「食いたい」と「ヤリたい」です。抱きしめられたり愛しあったりすることを大切に思う女性にとって、男性のこんな単純思考は怒り心頭かもしれませんが、単純な男性の思考を掌で上手に転がすのが、デキる女の腕の見せ所です。

さて、私は学生時代のころから、女性に全然モテることのないイモ男でしたが、その多くの原因はやはり、女心や性ホルモンの仕組みに無知だったからかもしれません。

好きになった女性に「抱かせてください」と単刀直入に言ったが最後、その女性は私のことを気持ち悪がり、未来永劫、目線も合わせず口もきいてくれなくなったことがありました。

また、昔流行った「マーフィーの法則」の中の一つに、

「たいていの人はゴルフにおいて、自分が実際（の自分）よりもうまいと思っているが、セックスもそのとおりだ」

というのがあります。男の頭の中とはいつもそういうものなのです。

男女の亀裂を生む、ある思い込み

かつて『話を聞かない男、地図が読めない女』（主婦の友社）という本がベストセラ

ーとなりましたが、同じ著者が書いた『セックスしたがる男、愛を求める女』（同）では、男女がお互いに望むことのトップ4がまとめられています。

まず、女が男に望むことトップ4ですが、

①　愛

②　誠実さ

③　責任

④　学歴と知性

という順番になっています。

それに対し、男が女に望むことトップ4ですが、

①　セックス

②　食事、洗濯、育児などの基本サービス

③　「あなただけよ」と言ってもらえること

④　だれにも邪魔されないひとりの時間

となっていました。

女性はこの結果を見ただけで、男ってどうしようもなく単純でバカでくだらないと思うかもしれません。反対に男性から見た女性は、知性や資産ばかりを重んじており、手堅く計算高いように感じます。

このようにそもそも男女は思考法からして異なっているのです。ですから、男も女もお互いの思考をよく理解し、喜ぶことを考えて行動しなければなりません。そうしないと私のような単純な言動（それは本心でもあるのですが……）によって、相手を不機嫌にしたり怒らせたりすることになってしまいます。

家事を減らせば、回数が増える？

男のための家事マニュアル『清潔なシーツで眠ること』を書いたマイラ・クインは、「家事の負担を減らしてあげるだけで、女性はセックスにうんと積極的になる」と書いています。

また、アメリカでは『Porn for Women（女性のためのポルノ）』という本が出版されています。

イケメン4人が登場するこの本には、そのうちの一人がキッチンを掃除しながら「こういうことは、言われる前にやるのが気持ちいいんだぜ」と歌っており、別のページでは、夜中に起き上がって「ベビーが泣いているんじゃないかな？　よしよし、いま行くからね」とつぶやいている姿が写っています。男性のポルノと女性のポルノとでは、このようにまったく違うものなのです。女の心理をくすぐるこの本は、女性が求めているものをよく表していると感心します。

実際、夫が家事や育児を手伝うようになると、妻のストレスは減り、夫婦喧嘩も減り、満足度は高まると言われています。また、女性が外に出て働き家計を応分に負担するようになると、結婚は長続きする傾向にあるということです。さらに、家庭での責任を分担するカップルは性交の回数も多いという調査結果もあります。

男性の場合はというと、重要になってくるのはまず視覚です。これについては、fMRI（機能的磁気共鳴画像）を使って脳の活動を調べた実験があります。

ユニバーシティ・カレッジ・ロンドンの神経生物学者、A・バーテルズとS・ゼキの研究では、魅力的な女性の写真を男性被験者に見せて、そのときの脳の状態をスキャンして調べました。その結果、視覚を刺激する領域と、男性器勃起をコントロールする領域の活動が活発化することがわかりました。視覚情報はストレートに男性の脳に届き、ただちに性ホルモンの分泌を促すのです。そしてこのことは、時に合理的な判断さえもできなくさせます。デート中なのに、男が通りすがりの女性を目で追いかけてしまって、彼女に叱られるのもこのためです。

多くの男が、若く美しい女性を傍に置きたいと思うのは、自分が持つ資源を誇示して社会的地位を高くしたい、という本能の表れかもしれません。男には「狩り」の本能が残っているのです。

男女平等と言われる昨今ですが、「相手の考えていることや、望んでいることは自分と同じだろう」と思い込むことは、大きな誤解を生みます。男女で身体の作りや考え方をはじめ、多くの違いがあることは否めません。

特に性ホルモンが私たちに及ぼす影響においては、男女で大きく差があることがわかります。ホルモンの種類はもちろん、分泌のタイミングや量にも違いがあり、男と女の性質を分ける要因となっています。

男と女の間にはばかり立つ性ホルモンという見えない壁の存在を意識しておかないと余計なトラブルを引き起こしかねません。私の経験からも、男女間のいざこざの原因の多くはこのことに起因しているといえます。

健全なるジジイの極意、若さを保つ女の秘訣

2013年10月号の『文藝春秋』に、作家の半藤一利さんと医師の小倉正久さんとの興味深い対談が載っていました。この時お二人はともに83歳になるとのことで、中でも小倉さんは「健全なるジジイの極意」として、アンチエイジングの方策の一つに「若い女性を見たら、裸を想像する」を提唱しています。

その理由としては、そうすることで、男性ホルモンが精巣ばかりではなく副腎や脳の海馬からも分泌され、全身を刺激することにつながるというのです。一方で男性ホルモンが減ると、活力をなくし動脈硬化を起こすばかりでなく、うつ病にまでもなりやすい

といいます。

しかし、小倉さん曰く、この方法はすこぶる女性には評判が悪いということで、男性陣はあくまでも想像するだけで、決して女性に気安く触ったり、そんな想像をしていることを本人の前で口に出してはいけません。

同じく「妄想して若さを保つ」という方法論を強く支持しているのは、80歳を越えて日本最高齢AV男優として名を馳せ、世界中の有名メディアからも取材を受けている徳田重男さんです。彼は自身の著書で、好みの女性を妄想して作り上げてみたり、過去に好きだった人や気になった女性とのドラマを妄想したりするのが、枯れないチカラの源泉であると言っています。

また、生半可な性交テクニックを磨くよりも、女性と仲良くなってたくさん話し合うことでコミュニケーションを取り、お互いを深く知ることが、枯れない男の心構えであり、口説きのテクニックでもあるとも語っています。

つまり、女性を欲望のはけ口としてだけ見るのではなく「女性に興味を失わない」こと、そのためには女性をよく観察して喜ぶことを探したり、相手とより良い関係を築くための相互コミュニケーション力を磨いたりなど、日頃の鍛錬が必要だということです。いくつになっても、女性にモテるための努力はやはり必要なのです。

他にも、現在90歳を越えてなお現役作家の瀬戸内寂聴さんが刊行した『爛』（新潮社）という小説では、80代になっても人形作家としての仕事に打ち込み多忙な日々を過ごしている眸《ひとみ》と、60、70代になっても恋を求め続け、美しく若さを保っている茜《あかね》の姿が書かれています。

実際に、寂聴さんのところへ身の上相談に訪れる人は、80歳を過ぎていても恋愛相談をされる方がとても多いということです。

『爛』の中に、「ふっと躰の芯に湧いてきた新鮮な性欲にあわてて」という表現がありますが、いくつになっても恋や仕事に打ち込める女性は、つねに「新鮮な性」に出合うことで美しさを保っている、ということなのかもしれません。

結局、「健全なるジジイの極意」そして「若さを保つ女の秘訣」とは、何歳になっても好奇心を持ち続け、人とコミュニケーションを図り、そして身体を動かし続けることなのだと感じます。

もっとコレステロールを！

「食事のカロリーを制限して空腹にすると、長寿遺伝子が活性化する」
「肉を食べずに粗食を続ければ長生きできる」

このような「食事制限で長生きする」という説を信じ続けるのは、じつは危険です。実際に中高年のときに医師から指導された食事制限をそのまま高齢になっても続けてしまい、低栄養になっている人が少なくありません。

今、高齢者の健康で大きな問題になっているのは「新型栄養失調」という新たな病気です。国は70歳以上の5人に1人が、新型栄養失調になっていると報告しています。

原因は「コレステロール値が高くなるから」「太るから」と言って、肉や卵などの動物性タンパク質を控える人が増えていることにあります。

男性ホルモンや女性ホルモンは体内ではコレステロールを材料にして作られています。ですから高齢者で元気な人は、タンパク質が十分あり、コレステロールが正常値よりも少し高めな人なのです。

男性であっても、男性ホルモンの分泌量が減れば更年期障害になってきます。40代以降の人で「やる気がない」「疲れが取れない」「気持ちが沈む」などの症状を日常的に感じている人は注意が必要です。

男性ホルモンが減ってくると倦怠感が強くなり食欲が減ってくるので、手軽に食べられるものを好む傾向が強まります。面倒だからといって、毎日の食事をインスタント食品やコンビニ弁当だけで済ませるようになると、男性ホルモンが減って肥満が進むという悪循環に陥ってしまいます。

先にも述べたとおり、人の身体は50歳くらいを境に体質が大きく変わります。性ホルモン分泌の減少が起こり、人によっては気力の減退や、体調悪化などの更年期症状を起こすこともあります。

それに伴い、解糖エンジンを利用している生殖機能も衰えてくるので、主体となるエネルギー生成系は、燃費の悪い解糖エンジンではなく、燃費効率の良いミトコンドリアエンジンに切り替える必要があります。

つまり、長生きをするためには、50歳を過ぎたら原始的で多量の糖を必要とする解糖エンジンの働きを抑えて、持続的でエネルギー産生効率の良いミトコンドリアエンジンを主体に働かせることが重要です。

しかし、このタイミングで50歳以降も糖を必要以上に摂り続けていると、解糖エンジンばかりが活発に働いてしまい、ミトコンドリアエンジンの働きが鈍って、必要なときに動かせなくなってしまいます。

したがって、糖に代わって重要になってくるエネルギー源は、良質なタンパク質と脂質です。コレステロールも私たちが生きるため、若さを保つために重要な成分となるのです。

朝の生理現象は健康度のバロメーター

「早朝勃起は快調勃起。朝の勃起は〝男の生理〟です」と語るのは、札幌医科大学の熊本悦明名誉教授です。ここにもホルモンが関係してきます。

男性の勃起には2種類あり、一つは性交するときの性的興奮による勃起、もう一つは睡眠中のレム睡眠に関連して自然に起こる勃起です。

注目すべきは、この睡眠中に起こる勃起です。末梢神経には、交感神経系と副交感神経系のものがあり、夜、レム睡眠に移ると、身体は副交感神経優位の状態になります。そうすると腸が活発に活動を開始します。

前にも述べましたが、男性器も腸と同じ種類の内臓に属していて、腸の活動とともに男性器は無意識のうちに自然勃起を繰り返しているのです。

夜中のレム睡眠時に繰り返している勃起は、眠っている最中のため自分では気づきません。しかし明け方の最後のレム睡眠時に目覚めると、勃起が自覚できます。それが「朝立ち」として認識できるというわけです。

この無自覚勃起である夜間のレム睡眠時の勃起回数は、生後すぐでも、青年期になっても、ほとんど差はないと熊本教授は言っています。

勃起は男性ホルモンのレベルに比例する生理反応なので、思春期になり男性ホルモンが増えてくると、個々のレム睡眠時における勃起時間が延長してきます。もっとも男性ホルモンレベルの高い20代男性では、寝ている時間の40〜50％もの間、勃起しているということです。

しかし、歳とともに男性ホルモンの分泌が減少するにつれ、勃起時間は短くなってきます。それでもたとえば60歳になっても、全勃起合計時間は、睡眠時間の5分の1を占めているといいます。

つまり「朝立ち」は決して卑猥なことなのではなく、男性が自ら男であることを自認できる、きわめて価値のある基本的な男性の健康サインだといえます。女性の方々にはぜひ、男性のこの繊細な生理現象を理解してもらい、温かく見守ってほしいと切に願います。

ホルモンが多すぎる人は長生きできない

男性ホルモンは睡眠中に分泌量が増えるので、十分な睡眠が必要です。また、男性ホルモンは筋肉からも分泌されるので、有酸素運動も効果的です。

最近、国際メンズヘルス学会で、男性ホルモンを長期投与した場合、男性機能が回復したばかりでなく、睡眠の質が改善されたという報告が出ていました。男性ホルモン投与によって、レム睡眠が朝まで続くようになり、睡眠の質が良くなったのでしょう。泌尿器科の実際の治療例でも、早朝勃起回復とともに夜間中途覚醒がなくなるという例が多いとも聞きました。

たしかに、中年以降の男性ホルモンを増やすことが男性の若さを保つためには必要ですが、人工的な男性ホルモンの注射などによって体内に入れることには、私は反対です。

私の知人の会社社長は、若い恋人をつなぎとめるため、男性ホルモンを定期的に注射していましたが、あるとき急に亡くなってしまいました。ホルモン注射と死の因果関係ははっきりしていないのですが、微量でも身体に大きな影響を与えるホルモンを不自然な形で補うのは、やはり危険です。

若さを保ち、寿命を延ばすために男性ホルモンの分泌は不可欠ですが、分泌量が多すぎると、かえって寿命が短くなるという事実もあるのです。

同じことが「成長ホルモン」についても言えます。成長ホルモンは子どものころには分泌が必要ですが、歳をとってから過剰な分泌が続くと、ガンや糖尿病になったり、寿命を短くしてしまうのです。

成長ホルモンが正常に働かない「ラロン症候群」という病気があります。じつは、この病気を持っている人は、比較的長寿でいられるのです。

15世紀後半、ヨーロッパ南西部のイベリア半島から追放されて南米に渡ってきたユダヤ人の中に、「E180変異」と呼ばれる成長ホルモンからの信号を受け取る受容体の遺伝子異常を持つ人がいました。この変異を持つ人は、IGF-1（インスリン様成長因子1）という、子どもの成長に重要な役割を果たすホルモンの分泌が低下し、身長が伸びないという特徴があります。

ユダヤ人が定住したのは、南米の北西部にあるエクアドルの周辺地帯にある小さな町や村で、それから何世紀もの間、住民たちは200平方キロの範囲内で電話も電気もない孤立した暮らしをしたため、近親婚も進み、ラロン症候群の遺伝子変異は共同体の中で拡散していきました。

医師であるJ・ゲバラ氏と、南カリフォルニア大学の細胞生物学者であるV・ロンゴ氏が2006年から行なった「ラロン症候群と長寿の関係を探るための共同研究」によると、ラロン症候群のグループに糖尿病患者はゼロ、悪性腫瘍の患者は1人いるが、命に関わるものではないと報告しています。

一方で、同じ地域に暮らすラロン症候群でない人々を調べると、同じ年齢構成のグループでは5%が糖尿病を発症し、20%がガンで死亡しているということです。また、エクアドルのラロン症候群患者から採取した血液には、人為的に発生させたガンから、ヒトの細胞を守る働きがあることも報告しています。

このラロン症候群の例は、本来分泌されるはずのホルモンが出ないことによって、結果的に長寿を獲得できたという、興味深い研究です。

男性ホルモンや成長ホルモンは、若いうちは特に必要です。これらのホルモンがなくては、健康で正常な身体を作れないのです。しかし、高齢になっても過剰のホルモンを分泌し続けると、寿命が短くなる危険性があるということなのです。

宦官で考える、男と男性ホルモンの関係

動物でもヒトでも、基本的にオスはメスより短命とされています。男性ホルモンであるテストステロンは、やはり短命となってしまうホルモンなのでしょうか。

10世紀に始まる宋の時代から500年あまり、中国には宦官《かんがん》と呼ばれる官吏制度がありましたが、少年のころに去勢された宦官は、同時代の男性に比べて14～19歳くらい寿命が長いことがわかっています。

宦官とは、古くは男性器切除をする刑罰としての去勢だったようですが、去勢後には男性としての生殖機能を果たさないことから、侍女の操《みさお》と女官の純潔を守るとして次第に後宮へ仕え、身の回りの世話をするようになります。宦官は皇帝や女官と日常的に接することができ、中には気に入られて官僚同様に権威を持つ者も出てきました。

中国王朝で官僚になるには、貴族以外の庶民であれば、とても難しく競争の激しい国家試験に合格しなければなりません。元は奴隷に身を落とすほどの貧しい人が、階級身

分の厳しい社会の中で、皇帝と並んで貴族や官僚の上に君臨することのできる一大チャンスを与えられるのが、この宦官制度でした。

『史記』を著した司馬遷は刑により去勢されたことはよく知られますが、刑罰などの官の強制によるものではない、民間の自由意思で勝手に去勢を行なうことを「自宮《じきゅう》」と呼びます。一世一代の出世を夢見て、自ら自宮、あるいは子孫を去勢してまで宦官を志望する者が絶えなかったといいます。明の末期である天啓元年に、宦官の欠員3000人を募集したところ、応募者が2万人余り押し寄せたということです。しかし、ナタのような刃物を使って麻酔なしで男性器を切り落とすのですから、自宮がどんな場面か考えただけでゾッとします。

宦官は、全体としては何ともいえぬ嫌な感じの容貌であったと記録にあります。歳を取るにつれ、その風貌がいたましくもおどけたようになってきて、年齢や性を超越し、ちょうど男が仮装した老婦人とそっくりだとも言われています。

若いときに去勢した宦官はでっぷり太ってきますが、その肉は柔らかくてしまりがなく、年齢とともに肉が落ち、急激にたくさんのしわが寄ってきます。実際、歳をとって肥満している人は少なく、40歳でも見た目は60歳くらいに見える人が多かったようです。

こうした肉体の変化にともなって、性格にも変化が起こります。ごくつまらないことに不意に涙を流すかと思うと、人が気にも留めぬことにむやみに腹を立てたといいます。しかし彼らは一般的には残忍ではないとされ、自分より強い者には尾を振って、自分の弱さや劣等性を告げて迎合し、そうかと思うと自分より弱い者、すなわち女や子どもには愛情を持ち、ペットとして小さな犬をよくかわいがったと記されています。

宦官は、その性格の一面に慈悲深いところがあり、納得がいくと貧しい者には小金を義捐金として出したりしました。彼らの傾向として非常に団結心が強く、特に欠けていることについて当てつけを言う者に対し、異常な侮辱を感じて恨み、互いに団結して立ち向かうことが多かったそうです。

男性器を去勢されているので、排尿は女性同様に座って行ないました。男性ホルモンが分泌されないため、ヒゲも生えず、声は高く、丸みを帯びた体型だったということです。

宦官は中国以外に、朝鮮や古代ローマ、古代ギリシャ、オスマン帝国など世界中に存在していました。しかし、不思議なことに中国からさまざまな文化を導入した日本については「宦官制度」は導入されませんでした。

このように複雑な歴史と謎の多い宦官ですが、じつは、男性における寿命の研究に重要な意味を持っていたのです。

老化は生殖と引き換えに起こる？

２０１２年9月、韓国にある仁荷大学の生物学者ミン・キュンジン博士らの研究チームは、男性ホルモンが男性の寿命を短くしていることを裏付ける論文を「カレント・バイオロジー」誌に発表しています。

ミン博士らが、『養世系譜』という系図に記録されていた、宦官である内侍81人の寿命を割り出したところ、平均寿命が70歳でした。研究チームは次に、内侍と同様の社会的地位にあった3つの貴族の家系から男性の寿命を調べたところ、内侍に比べて寿命が14～19年短かったのです。内侍の中には１００歳以上まで生きた者も3人いました。

「100歳以上の人は日本では3500人に1人、米国で4400人に1人という現代から比べて、朝鮮王朝時代の宦官における100歳以上の人の割合は、現在の先進国を少なくとも130倍上回る計算になる」と研究チームは論文の中で述べています。

男性ホルモンは、若いうちの生殖活動には不可欠ですが、その分、個体としては早く死ぬ傾向にあります。人を含めて多くの生物種でオスが短命なのは、男性ホルモンが影響しているのではないか、ということです。

これまで、ラットやイヌ、ネコなどの動物実験で、去勢したオスは長生きするというデータは出されていましたが、人間での証拠はなかなか出されていませんでした。ミン博士らの研究は、人間での長寿の例をはっきりさせた点で注目されています。

宦官が長生きしている要因は、男性ホルモンの分泌以外に、たとえば性的な欲求が減るとともにストレスも減少し、その副次的な結果として、長生きにつながっているとも考えられます。

老化に関する有力説の一つに、老化は生殖と引き換えに起こるという説があります。

身体の持つエネルギーは限られていて、生殖機能を維持しようとすると、その他の身体機能が維持できず、長生きすることができなくなるのかもしれません。

ところで、最近はテレビで人気の芸能人に、女装家というジャンルが目立つようになってきました。マツコ・デラックスさん、ミッツ・マングローブさんなど、男女ともに人気を集めているそうです。また、巷ではスカート男子やエステ、メイク、痩身、ムダ毛脱毛などに興味を持つ男性も増えているようです。

彼らはひょっとすると、無意識に男性ホルモンを抑制して寿命を延ばそうとしている、最先端をいく人たちなのかもしれません。

戦国時代に書かれたある指南書

曲直瀬《まなせ》道三《どうさん》という医師の名前を知っている人は少ないと思います。しかし、日本の医学史を研究する人の多くは、彼こそが「日本医学中興の祖」と位置づけているはずです。

戦国のさなかにあった安土桃山時代に活躍した道三は、数多くの門人を育て、いくつかの医学書を著しています。特に養生について記した2冊は有名で、一つは『養生俳《ようじょうはい》諧《かい》』という、飲食や睡眠など生活の基本である養生法について、俳諧の形式で解説した家庭医学書です。そしてもう一つは、武将であった松永久秀に献上したとされ、男女の性生活を説く性の指南書である『黄素妙論《こうそみょうろん》』です。

『黄素妙論』は、中国に古くから伝わる道教を背景にした、房中術と呼ばれる性医学の一種とみなされています。道教では気を保ち、体内の陰陽の調和を図ることを養生の基本としているので、房中術が飲食や睡眠などと同等の比重で重要視されていたのです。

『黄素妙論』の原本は、武将の松永久秀が自殺したあとに行方がわからなくなったようですが、戦国時代と江戸時代を通じ、写されて密かに伝承され、明治以降も秘本として出回っていたようです。

その内容は具体的描写が多くかなり刺激的です。たとえば、浅深利害損益之弁《せんしんりがいそんえきのべん》という節の意訳をひとつ挙げてみましょう。

皇帝がお尋ねになりました。

「交合の奥義についてはその9つの秘術をきいた。ついては次に、男女交合において、浅深之術というのがあって、それで男女の気持ちが良くも悪くもなるという。私にそれをくわしく教えなさい」

素女は答えました。

「男子が女人を満足させるにつきましては、あながち玉茎を玉門に深くさし入れる必要はありません。また、女人は大きな玉茎を好むとは限りません。大事なのは、そのときの雰囲気ですし、その女人好みの玉門部分が刺激されると快感が頂点に達します。そういう境地に入った女人は、周囲を忘れて別世界に浸り、差恥心は取り払われて感極まって歯をくいしばり、全身を震わせます。鼻息は荒くなって目を閉じて、しきりに声をあげ、顔は赤く充血して愛液は溢れるばかりに流れるものです」……。

といった具合に、健康法はもとより、性交についてのハウツー本であり、実用書であったともいえます。

現在でもこのような本は隠れベストセラーとなっていますし、今も昔も、男女の興味や知りたいことは、あまり変わっていないということなのでしょう。

「接して漏らさず」の微妙なラインを保つのがいちばん

さて、道三が『黄素妙論』において繰り返し述べているのは「男子は精の液をつねに保つことが大切で、みだりに頻繁に放出すべきではない」ということです。

男子が精の液をもらす回数の基準さえも、次のように年齢別に定義しています。

男子廿歳にいたらば　三日に一度もらせ
三十歳にいたらば　五日に一度もらせ
四十歳にいたらば　七日に一度もらせ
五十歳にいたらば　半月に一度もらせ
六十歳以上は　しいてみだりにもらすべからず

このあとも、「一日一夜のあいだに何度も精をもらす若者は、中年にもならないうちに白髪が生じ、身体がやつれ、関節がこわばって腰痛で曲がらず、最後には諸々の病気が一斉に発症し、長命できるはずの命が縮まるので、深く慎め」と続いています。

彭祖《ほうそ》という中国の伝説的な長寿者がいますが、彼は女を御する房中術を習得したため、80歳まで長生きしたと言われています。道三は気を体内にめぐらせ、食事と色欲を慎めば彭祖が生きた歳まで長生きができると説いたのです。

房中術は古代中国から続く養生術の一つでした。「男女の精が一つになって万物が生まれる」という基本概念のもとに、いろいろな性行為の技法が説かれていますが、男性は快楽に身を任せず、精をむやみに漏らしてはいけないということが随所に書かれています。

日本でもっとも有名な養生書は、江戸時代の儒学者である貝原益軒によって書かれた『養生訓』でしょう。貝原益軒は平均寿命が40歳を超えない江戸時代に、85歳の長命を得ています。しかも認知症とも無縁で、死の直前まで執筆に勤しめたのは、養生の賜物だと言われています。

彼が記した『養生訓』の長寿法の一つに「接して漏らさず」があります。道三が著した『黄素妙論』を参考にして、性欲はなるべく慎んだほうがよいと忠告しているのですが、年齢別の性行為の回数については、自身の体験や医学観から独自の意見を記しています。

これらのように、中国で古くから伝わる養生法と、日本で古くから伝わる長寿の方法の共通項は「男子はむやみに精を放出してはならない」ということです。

では、彼らはどうして「接して漏らさず」が長寿の方法となると言えたのでしょうか。

本書の読者の方には、その理由がすでにおわかりかと思います。

歳とともに男性ホルモンの分泌は自然に減少していくのですが、高齢になっても男性ホルモンの分泌が多くなりすぎると、寿命に影響が及んできます。つまり、ホルモンは「枯らさず、増やさず」の微妙なラインを保つのがいちばん良いのです。

この「枯らさず、増やさず」を維持する方法は、「接して漏らさず」を守ることが大事であると、現代にまで語り継がれる道三や益軒の養生訓から学ぶことができるのです。

低体温状態で寿命は延びる

私たちが活動するためのエネルギーを作る細胞内のエンジンには、「解糖エンジン」と「ミトコンドリアエンジン」の2種類があり、50歳前後を境にして主要なエネルギー産生の場を、低酸素・低体温の環境で働き、瞬発力がある「解糖エンジン」から、高酸素・高体温の環境で働き、持続力のある「ミトコンドリアエンジン」へと切り替える努力をする必要があることをすでに述べました。

しかし、単に寿命を延ばすという点だけをとらえるならば、低体温の状態を維持することが有利だということが、最近の研究でわかってきました。

2006年、米国スクリプス研究所のチームは、遺伝子操作によって人工的に身体の中心部の体温を0・5℃下げたネズミが、最大で20％寿命が延びたという研究結果を報告しました。

一方、カロリー制限すると寿命が延びることも古くから知られています。米国コーネル大学の研究では、摂取カロリーを30〜40％落としたネズミは最大で40％も寿命が延びたという結果が出ています。

理由としては、カロリー制限をすることにより低体温状態になることで、体細胞の活動を抑え、身体に有害な活性酸素の発生を低下させるためとされています。生体はエネルギー消費が多いほど寿命が短くなると考えられており、エネルギー消費の比較的少ない低体温状態が、寿命に有利に働くということです。

ところで、２０１７年７月に１０５歳で他界される直前まで現役医師を貫いた日野原重明先生は、長寿の条件として次の３つの項目を挙げています。

① 低体温
② 低インスリン
③ 抗加齢ホルモン値（ＤＨＥＡ）が高い

私も年に何度か日野原先生と食事をご一緒できた機会がありましたが、先生は毎食のカロリーを低めに設定し、なるべく糖質を摂らないように努めていらっしゃいました。

日野原先生のように、自身の年齢に沿った代謝量と活動量を把握した上で、余分なカロリー摂取を抑える努力は一日にして成らずですが、私たちも見習いたいところです。

脈拍数を速くすると寿命は縮まる

低体温の状態にするとなぜ寿命が延びるのでしょうか。

エネルギー消費量が減るのとともに、心臓の拍動数が減る分だけ長生きできる可能性があるということが考えられます。

名古屋大学医学部第一内科の林博史先生によると、人間の一生の心拍数は安静時で15億回、活動を考慮すると20～23億回といわれています。哺乳類では動物の種類によらず一生の心拍数はおおよそ一定です。心拍数と寿命の間に成り立つ数式を簡単に表すと、

寿命（分）＝20～23億÷1分当たりの心拍数

となり、寿命は心拍数に反比例するということです。

つまり、一生の間に打つ脈拍数がすでに決まっているのなら、脈拍を速くした分だけ

寿命が縮まってしまうことになります。多くの酸素を消費し、心拍数を上げたほうが短命になるということなのです。そうなると、寿命を短くする最たるものはつねに脈を急いで打たせる激しい動きを伴うスポーツということになります。

また反対に、体温を1℃下げると1分間の脈拍数が7つ少なくなるといい、単純計算ではその分だけ寿命が延びることになります。

心拍数と呼吸数は動物の代謝率に関係があります。動物の平均寿命の違いは、体重当たりの酸素の消費量と比例しており、酸素消費量の多い動物ほど寿命が短いという傾向にあります。動物の身体が大きくなれば、一定の割合で代謝率も増えます。一般的に体重が重い動物ほど1分間の心拍数が少なく長生きで、逆に体重の軽い動物ほど寿命が短いとされています。約25グラムの体重のネズミは心拍数600拍／分、寿命は約4年であり、体重が5トンあるゾウは心拍数40拍／分、寿命は約80年です。

しかし、人間の場合は、この心拍数と寿命の公式に単純に当てはまるわけではありません。医療の発達や栄養状態の向上など多くの要因が重なり、野生の動物などよりもはるかに寿命が延びているからです。

健康寿命を延ばすために…

高齢になっても元気で健康に過ごすために一般的に言われている方法としては、各種ホルモンの分泌を増やし、身体を温め、適度な運動をすることだと言われています。

しかし、私がこの章で解説してきた長生きの条件は、上記のこととはすべて逆のことばかりで、性ホルモンや成長ホルモンは少ない分泌を維持し、体温を低くし、運動もしないで心拍数を抑えたほうが長生きできる、ということでした。

つまり、これらは「単に寿命を延ばすという観点のみから得られたものである」ということに注目してほしいのです。

今、私たちが考えなければならないことは「単に長生きするのではなく、いかに寿命近くまで元気で活動でき、健康で生きられるか」という問題で、いわゆる「健康寿命」という概念に近い考え方です。

「健康寿命」は平均寿命から病気などで日常生活に支障をきたす期間を差し引いて算出

します。日本は現在、世界一の長寿国になりました。「百寿者」と呼ばれる100歳以上の高齢者の数は年々増加しています。2017年には6万7000人以上の人が百寿者と認定されました。

しかしもう一方で、百寿者の100倍近くになる約600万人もの人が、介護を受けているという現実があるのです（内閣府「高齢社会白書」平成29年版）。寿命は延びていても、元気に自立して生活している高齢者は、じつはそんなに多くはありません。頭ははっきりしているのに、寝たきりで動きたくても動けないとすれば、それは本人にとっても非常に苦しいことです。

つまり、人生を充実して生きるためには、単に「長生きする」だけを追求するのでは駄目だということです。

長生きするためだからといって性器を切り落としたり、低温の中で脈拍を抑えてじっとしていたりするというのは、どう考えても生活の質が低く、まったく楽しくない人生です。それでは「健康的な人生を送る」ということにはなりません。

男性が男性らしく、女性が女性らしく、いきいきとした人生を送るためには、ホルモンを人工的に補充するのではなく「枯らさず、増やさず」で自然に分泌させること、高体温にしてミトコンドリアエンジンを活性化させること、そして心拍数をある程度抑えた適度な運動を継続するというように、「長生き」と「健康的な生活」とのあいだのバランスをうまくとっていくべきなのです。

第6章
「健康寿命」を伸ばす強固な「土台」

90歳を過ぎても足腰の筋肉は鍛えられる

本書で最初に述べたように、三浦雄一郎さんは80歳という世界最高齢でエベレスト登頂に成功しました。

登頂前に3回、登頂後3回にわたって三浦さんにお会いして、お話を聞かせてもらい、80歳でエベレストに登頂するため、大変な努力をなさったことがわかりました。

特に三浦さんがエベレスト遠征前に力を入れたことは、下半身の筋肉トレーニングだそうです。両脚にそれぞれ2キロのおもりをつけて歩いたり、ロッククライミングの練習を地道に重ねたということです。

お父様である三浦敬三さんも、下半身の筋肉トレーニングを常日頃から行なっていたと聞きました。三浦敬三さんは99歳でモンブランから滑降し、100歳で立山でのスキーを楽しむほどの超人です。東京都老人総合研究所で下半身の筋力を測定した結果「70代の筋力を維持している」ということが明らかになったそうです。

最近「ロコモティブシンドローム（運動器症候群）」という言葉をよく耳にします。加齢に伴う筋力の低下や生活習慣などにより、足腰の機能が衰え、要介護の程度やそのリスクが高くなった状態を表す言葉です。

前章でも触れたように、急速な高齢化社会が進んでいるわが国では、平均寿命と健康寿命との差を縮めることが重要になってきたのです。それを解決するのがロコモティブシンドロームの予防、つまり足腰の筋力をつけることなのです。

スペインにあるナバラ大学のM・イズクイエルド教授は、90歳を過ぎても筋肉トレーニングをすることにより筋力が増強し、転倒予防に効果があることを報告しています。

イズクイエルド教授は91歳から96歳までの高齢者24名を、11名の実験群と13名の対照群に分け、実験群の高齢者には週2回、筋肉トレーニングや平衡性改善運動を組み合わせた高齢者用のエクササイズプログラムを12週間にわたり施行しました。

その12週間後、上肢と下肢の筋力や歩行速度、平衡感覚や転倒頻度を測定した結果、いずれの項目も対照群より実験群のほうが、はるかに良い結果が得られました。

つまり、90歳以上になっても筋肉トレーニングを日頃から行なうことで、歩行速度の増加と平衡感覚機能の改善が得られ、転倒予防につながるということがわかったのです。

絶対に防ぎたい「サルコペニア肥満」

２０１３年の総務省統計によると、１９５０年以降で初めて65歳以上の高齢者の割合が総人口の４分の１を超えました。つまり、日本人の４人に１人が高齢者ということです。

また２０１６年、厚生労働省が発表した日本人の平均寿命は、男性が80・98歳、女性が87・14歳で、世界一の長寿国でした。

しかし、要介護状態や寝たきりにならずに自立して生活できる「健康寿命」は２０１３年の統計で、男性が71・19歳、女性が74・21歳です。つまり、平均寿命と比べて健康寿命は男性約９年、女性約13年もの開きがあり、この期間は何らかの障害を持ちながら過ごしているということになります。

日本で「介護が必要となる原因」の一つ目は、「脳血管疾患」「心疾患」「糖尿病」「ガン」などの生活習慣病、二つ目は「高齢による身体の弱体化」と「骨折、転倒」などの運動器疾患です。これらが要介護の大部分を占めているのです。このことから、健康寿命を延長するためには、生活習慣病と運動器疾患の予防が重要なカギを握っているといえます。

なお、加齢による筋力低下を「サルコペニア」といい、サルコ（sarco）とはギリシャ語で「筋肉」を、ペニア（penia）は「減少」を意味します。

サルコペニアになると、高齢者は身体機能の低下を引き起こし、機能障害およびQOL（生活の質）低下状態に移行しやすく、最終的には要介護の原因となります。

人間の骨格筋の量は、20～30代でピークを迎えたのち、加齢とともに徐々に減少し始め、80代になると20代の約60％にまで減少するとされています。これがいわゆる「サルコペニア」の状態になります。

特に最近、介護予防として注目されているのが「サルコペニア肥満」です。筋肉が減少した状態に肥満が合わさると、骨折や転倒をしやすくなり、すぐに介護が必要な状態になってしまいます。

一方、肥満は生活習慣病の発症原因であることはよく知られていますが、特に高齢者で「サルコペニア肥満」になると、サルコペニア単独や肥満単独に比べ、生活習慣病や運動器疾患のリスクがより高まることが明らかにされています。

介護を受けることなく、自立していつまでも元気で生きるためには、「ロコモティブシンドローム」と「サルコペニア肥満」を予防することが、とても重要になってくるのです。

筋トレの直後にタンパク質摂取を

筑波大学大学院の久野譜也教授らは、中年肥満女性を対象に「3カ月間何もしない対照群」「食事制限群」「食事制限＋ウォーキング実施群」「食事制限＋ウォーキング＋筋肉トレーニング群」の4群に分類し、プログラム実施前後の筋肉量変化をMRIで測定しました。

その結果、これらの4群の中で筋肉量が維持できたのは、「筋肉トレーニングを加えた群」のみだったのです。「食事制限群」や「食事制限＋ウォーキング群」は、いずれも3カ月間で平均3キロの体重減少が認められたのですが、筋肉量は対照群に比べて約3・5％も減少していたのです。しかし、「食事制限＋ウォーキング」に「筋肉トレーニング」を加えると、体重は約3キロ減った上に、筋肉量の維持もできたということです。

この研究から言えることは、サルコペニア肥満にならないようにするためには、食事制限だけでは不十分であり、ウォーキングなどの軽い運動に加え、筋肉トレーニングの必要があるということです。

筋肉は年齢がいくつになっても増やすことのできる臓器です。90歳を超える高齢者であったとしても、すでに述べたとおり筋肉トレーニングを行なうことで、筋量や筋力が改善することが科学的に証明されています。

また久野教授らは、60歳以上のサルコペニア肥満者868人を対象に、筋肉トレーニングと有酸素運動をしてもらい、9カ月後に筋肉量と体重の変化を調べています。その結果、筋肉量は約1・5％増加し、45％の人の肥満が改善されていました。

筋肉はタンパク質から構成されており、良質なタンパクを摂ることが筋肉量の維持に必要です。特に筋肉トレーニングを実施した直後にタンパク質を摂取すると、優先的に筋肉再生に使われるため、筋肉量の増加をより高めることができます。

筋肉量は「体組成計」で簡単に測定できます。最近は安くて機能が良いものが出回るようになり、家電量販店でも気軽に購入できるようになりました。日頃から自分に合った筋肉トレーニングをし、体組成計で筋肉量を確かめる習慣をつけたいものです。

ウォーキングだけで筋肉は増やせない

私の古くからの友人である砂原健市さんは29年前、民間における日本初、24時間年中無休の医療相談事業を立ち上げました。最初は5〜6名で始めた会社が、今や従業員が300名近くの大会社に成長しています。

健康を守る会社ですので、砂原社長が先頭に立って従業員の健康管理に気配りをしていて、特に毎日のウォーキングと禁煙運動に力を入れているとうかがいました。

どのような対策をしているかというと、従業員全員に歩数計をプレゼントし、6カ月に一度集計して、歩数の多い人から順に表彰をしているのです。毎回、第1位の人は決まって1日に2万5０００歩以上歩いているそうで、その努力は本当に表彰ものです。

砂原社長自身も毎日2万歩以上歩いているということで、仕事が忙しい毎日の中、歩く時間を捻出しているのには頭が下がります。

そのほか、禁煙に成功した人も表彰する制度を作っています。その甲斐もあって、職員の中でタバコを吸う人がだんだん少なくなって、歩くのが苦手だった人も毎日の散歩が日課になり、生活習慣病の割合も減っているということです。

私も砂原社長の熱意に影響されて、いつのまにかウォーキングが好きになりました。以前は講演会先などにも駅からタクシーを使うことが多く、ほとんど歩きませんでしたが、時間があるときはなるべく歩くように努力するようになってから、歩数計の数字を確認するのが楽しくなってきました。

しかし、ただ漫然とウォーキングをしているだけでは、下半身の筋肉は鍛えられません。私が日頃実行しているウォーキングは、なるべく歩幅を大きく早足で行なうように気をつけていますが、それでも筋肉トレーニングにより得られる筋肉増強効果には及ばないと思います。

そこでお勧めなのが、プールに通うことです。水中を歩いたり軽く泳いだりするだけで、効率的に無理なく筋肉の増強をすることができます。水には浮力、抵抗、圧力という物理的特性があり、陸上で行なうよりも短時間で高い運動効果が得られます。

また、浮力により自分の体重を軽減させることができ、膝や腰の痛みを抱えている人でも、無理なく筋肉を鍛えられます。加えて、水に浮かぶリラックス効果や、ストレッチング効果などもあり、じつに多種多様なメリットがあるのです。

下半身の筋肉は、20歳を境にして年に1%ずつ減っていきます。筋肥大の仕組みは現代の医学でもまだはっきり解明されていないのですが、筋肉をつけるためには、ふだんの生活よりも強い刺激を与えなければ増えません。

医者の不養生【高齢者篇】を告白します

私は若いころ、大学で柔道部に所属し、キャプテンまで務めていたことがあります。そのときの筋肉トレーニングといえば、もっぱらウサギ跳びや腹筋運動、腕立て伏せでした。

学生時代を通して毎日筋トレに励んでいたことから、歳をとっても筋力は他の人よりあるだろうと高をくくっていたのですが、最近、その慢心は改めるべきだと考えさせられる出来事がありました。

ある夏のころから、歩くときに足がもつれたり、字がうまく書けなくなっていることに気がつきました。しかしこの症状は、毎日の仕事から来た疲れが原因だろうと思い放置していました。まさに、医者の不養生の王道です。

そのうち足を引きずって歩き、言語障害も出てきたので、さすがにこれはおかしいと思い、母校である東京医科歯科大学付属病院の脳神経外科にかかったところ、頭の中に血腫ができていることが判明したのです。

思い起こせばその5月ごろ、ベッドサイドに頭を強くぶつけたことがありました。その衝撃でじわじわと硬膜外で出血が起こり、大きな血腫になって左脳を圧迫していたのです。

検査後すぐに、血液を排出する管を頭蓋骨に通す緊急手術を受け、手術から1週間経つころにはかなり回復して、言葉もしっかりとなり一安心しました。

しかし、この思いがけないケガにより、2カ月運動を怠り、手術後に1週間ベッド上での生活をしたことで、私の筋肉は一気に落ちてしまったのです。特に足は、か細くひょろひょろし、早歩きができなくなってしまいました。

筋肉が減ったばかりではありません。夜に眠れなくなり、寝つけても眠りが浅く、少し歩いただけで心臓はバクバクし、今まで上手にコントロールできていた血糖値も上がり始めました。誇りだったはずの筋肉と若さを失くし、将来をも悲観するようになりました。

これらの身体的、精神的なダメージは悪循環となり、ますます私の身体は貧相になってきたのです。

さすがに、健康を保つことの大切さを多くの人に説く仕事をしている私が、このままではいけないと思いなおし、何か良い方法はないかと模索し始めました。

そこで下半身の筋肉を鍛える大切さを知り、出合ったのが「スクワット」「四股《しこ》踏み」のトレーニングです。

下半身の筋肉が自信と希望を作る

さて、なぜ下半身の筋肉をつけることが大切なのか、以下にまとめてみましょう。

①　老化は下半身から始まる。
②　下半身に大きな筋肉が集中している。
③　下半身は血液循環の要である。
④　下半身の筋肉を鍛えると成長ホルモンが分泌される。

⑤　下半身の筋肉を鍛えることで老後の自信が持てる。

まず、下半身の筋肉が少ないと疲れやすくなります。疲れると身体を動かさなくなるので消費カロリーが落ち、太りやすくなります。筋肉が落ちて肥満になる、つまり前に述べていたサルコペニア肥満になるのです。

また、下半身には大きな筋肉が集中して存在しています。つまり下半身の筋肉を増やすと代謝が高まり、効率的に脂肪が燃焼しやすい体質になります。

次に、下半身は第二の心臓と言われていて、全身への血液循環の要になっています。心臓から送り出された血液を足の先から再び心臓まで押し上げてくれるのは、下半身の筋肉の収縮や伸長によるものです。

そして、下半身の筋肉を鍛えることは、自然な成長ホルモンの分泌を促します。成長ホルモンは、筋肉を成長させる、骨を作る、運動後の脂肪分解を促す、食欲を抑えるなどのさまざまな働きを持ちます。また、肌の水分量を保ち、タンパク質代謝を促進してシワができにくくなるなど、老化防止にもなくてはならないものです。

年齢とともにホルモン分泌は低下しますが、筋肉中の乳酸濃度が急激に高まるような高負荷のトレーニングを大きな筋肉に対して行なうと、成長ホルモンの分泌が促進されて、若々しさを保てます。先に述べたように「ホルモンは、枯らさず、増やさず」です。

歳を重ねてくると、私のように緊急入院したり手術したりという可能性が、少なからず増えてきます。人は寝たきりの生活になって初めて、自分でトイレに立てることや、散歩ができることの幸せに気づくものです。そのときのためのリスクマネジメントとして、足の筋肉をつけておくのです。すると予後、早くふだんの生活に復帰することができます。

思いがけず病気になったとしても、足腰が強ければ自分で動ける自信が持てます。この自信が、病気を早く克服しようというモチベーションにもつながり、若さと希望を保てるのです。

健康を下のほうから引き寄せる「スクワット」と「四股踏み」

では「スクワット」とはどんな筋肉トレーニングなのでしょうか。

スクワット（squat）とは「しゃがむ」「かがむ」の意味で、ウェイトトレーニングの基本的な種目です。

直立した状態から膝関節屈曲、伸長を繰り返す運動で、下半身、特に大腿四頭筋、下肢三頭筋、大臀筋などの筋力アップに大きな効力を持つとされています。

スクワットには膝関節の曲げ方や器具使用などによるいろいろなバリエーションがあります。若い人で筋肉量を増やす目的であれば、ダンベルを持ちながら行なうなど、ふだんより強い刺激を下半身の筋肉に与えなければなりませんが、下半身の筋肉が衰えてきた高齢者には、自分の体重だけで行なうスクワットだけでも、十分に筋肉量を増やすことが可能です。

具体的なスクワットの方法は以下の通りです。

①　肩幅程度に足を開き、両手は体側に軽くつける。
②　息を吸いながらゆっくり両膝を曲げていく。このとき、お尻を突き出して膝はつま先より前に出ないように注意する。
③　腿と床とが平行になるところまで腰を落とし、できればそのまま1秒程度静止する。
④　息を吐きながら膝と背筋を伸ばし、腰を上げる。

これを1セット20回くらい、1日2〜3セットを週3回以上やると効果的です。これを繰り返すことで、下半身の筋肉量は確実についていきます。

次に、もう1つの下半身トレーニング、四股踏みについてです。
「四股踏み」とは、お相撲さんが行なっている代表的なトレーニング方法です。私の学生時代には、よく柔道部の先生に「藤田は重心が高いから、四股踏みの練習をしておきなさい」と言われたものです。相撲は重心の低さが大切で、単純な力比べだけではなくバランスの崩し合いでもあります。そのため重心を低く安定させることが重要となります。

具体的な四股踏みのやり方は、

①両足を肩幅より広目に開き、つま先を外側に向ける。
②上半身をまっすぐ伸ばし、身体の力を抜く。
③へその下（丹田）に力を集中させ、骨盤をまっすぐ立てた状態でゆっくり腰を落とす。
④両手を膝に軽く乗せる。
⑤背筋をまっすぐ伸ばし、そのままの姿勢で重心を片側に載せる。
⑥重心を載せたほうの足をまっすぐに伸ばし、反対側の足を伸ばしながら上げる。
⑦上げた足を下ろすと同時に腰を下ろす。
⑧これを左右交互に繰り返す。

四股踏みは基本的にはスクワットと同じ効果が得られますが、他にも股関節の柔軟性を高め、骨盤の歪みを矯正する効果もあるとされています。

バランスを崩さずに行なえる「イチロー式四股踏み」

しかし、四股踏みは片足で自分の体重を支えなければならないため、上半身が前に傾いたり、上げた膝がまっすぐに伸びなかったりと、バランスを取るのが難しい部分もあります。

そこで私は、野球選手のイチローが行なっている「イチロー式四股踏み」を実践しています。これは、脚を片方ずつ上げることを省略した形の四股踏みで、バランスを崩すことなく行なえます。

やり方は、「四股踏み」で紹介した①～④の動作を行ない、腰を落とした状態を数秒から数十秒キープします。

多くの方はイチローが四股踏みしているところを、テレビのスポーツニュースなどで見たことがあると思います。ウォーミングアップやストレッチの際に、イチローは必ずこの四股踏みをしています。大リーグで長く活躍するための秘密は、地道な下半身の鍛錬だったということです。

まさに健康な身体は、強固な土台づくりからなのです。

下半身を達者にする話

さて、下半身に特化したトレーニングをするのであれば、男性、女性ともに、骨盤低筋を鍛えることをおすすめします。骨盤低筋とは、膀胱、子宮、直腸などが下がらないように骨盤の底から支えている筋肉群のことです。

おなかや太ももに力を入れないようにして、感覚としては尿道や肛門を中へ引き込むようにして、ぎゅっと締めます。10秒間筋肉の収縮を持続させ、10秒間弛緩させるようなトレーニングを1日に100回ほど行ないます。

この体操は、切迫性尿失禁や腹圧性尿失禁の予防と改善に効果的です。また、女性は膣のトレーニングにもなり、骨盤内や女性器周辺の血行を促進させ、女性ホルモンの分泌が活発化する効果もあるのです。

男性機能に特化した鍛え方では、睾丸に水をかけて精巣を冷やす「金冷法」があります。

子づくりのためのエネルギーは解糖エンジンで産生されていて、解糖エンジンは35℃以下の低温で働くので、股間に「冷たい水」をかけて男性機能を活発にするというものです。このことによって精巣の機能が活発化され、精子の産生や男性ホルモンの分泌が期待されます。温水と冷水を交互にかける、という話もよく聞きますが、温水は精巣に良い影響を与えないので、冷水だけで十分です。

これまで述べてきた下半身の鍛え方の実践によって、男も女も魅力がアップして健康になり、自分に自信がつくことは間違いありません。

【おもな参考文献】

『遺伝子も腸の言いなり』藤田紘一郎／三五館／2013
『脳には妙なクセがある』池谷裕二／扶桑社新書／2013
『枯れないチカラ』徳田重男／宝島社新書／2014
『セックスしたがる男、愛を求める女』アラン・ピーズ、バーバラ・ピーズ著、藤井留美訳／主婦の友社／2010
『性器の進化論』榎本知郎／DOJIN選書／2010
『性欲の科学』オギ・オーガス、サイ・ガダム著、坂東智子訳／阪急コミュニケーションズ／2012
『女性ホルモン力がアップする食べ方があった！』定真理子、北野原正高／青春出版社／2013
『LEAN IN』シェリル・サンドバーグ著、村井章子訳／日本経済新聞出版社／2013
『北入曽』吉野弘／青土社／1977
『男はなぜ女より短命か？』熊本悦明／実業之日本社／2013
『宦官』三田村泰助／中公新書／1963
『戦国武将の養生訓』山崎光夫／新潮新書／2004
『下半身に筋肉をつけると「太らない」「疲れない」』中野ジェームズ修一／だいわ文庫／2013
『田舎のパン屋が見つけた「腐る経済」』渡邉格／講談社／2013
『「原始人食」が病気を治す』崎谷博征／マキノ出版／2013
「Tarzan」No.639／マガジンハウス／2013
「文藝春秋」10月号／文藝春秋／2013
「波」1月号／新潮社／2014
「キユーピーニュース」第479号／キユーピー株式会社／2014
「ChicagoTribune」July 14（記事：Debunking the five-second dropped food rule）／2010
「NATIONAL GEOGRAPHIC日本版」5月号／日経ナショナルジオグラフィック社／2013

健康長寿は「腸から下」が決め手

書　者　藤田紘一郎
発行者　真船美保子
発行所　KK ロングセラーズ
東京都新宿区高田馬場2-1-2　〒169-0075
電話（03）3204-5161(代)　振替　00120-7-145737
http://www.kklong.co.jp

印　刷　中央精版印刷(株)　　製　本　(株)難波製本

ISBN978-4-8454-5054-1　C2247　Printed In Japan 2018